イギリス人医師がたどりついた

がんが逃げ出すエッセンシャル統合医療

医療法人社団悠健ドクターアンディーズクリニック院長
医学博士 アンドリュー・ウォン

はじめに

がん難民の方に、朗報です！

もし、あなたや、あなたの大切な人が「ステージⅣ」と診断されたとしても。

「病院でできる治療法は、もうありません」と宣告されたとしても。

最後まで、決して諦めないでほしいのです。希望を持ち続けてほしいのです。

なぜなら、医学の世界は日進月歩。がん治療の領域でも、当然、さまざまな事実があきらかにされ、新しい治療法が発見されているからです。

たとえば、世界中で注目されているNKT免疫細胞含むがん免疫細胞療法、ヨウ素や水素を使った治療法。さらには、世界の医学界が注目している診断法リキッドバイオプシー（がん組織から遊離し、血流中に侵入循環するがん細胞〔CTC〕を測定する液体生検のこと。以降「特殊CTC検査」と呼ぶ）まで……。

私は、さまざまな新しい治療法に取り組み、多くの患者さんを快方へと導いてきました。

それらの知見をもとに、がんの住みづらい体づくりを皆さんに提案します。

何よりも思いやりの心をもち、がん患者さん一人一人と向き合います。


最初に、自己紹介をしておきましょう。私はイギリス国籍の医師です。

現在、東京都港区六本木で「医療法人社団悠健ドクターアンディーズクリニック」を運営しています。

私のクリニックでは、「がんの消去」を目指す統合医療と再生医療を行っています。

この統合医療は「がんのエッセンシャル統合医療」といいます。一般的ながん治療の指針である「がんの縮小」を目的としたものではありません。あくまでも最新の研究成果を元に最も有効な治療法を組み合わせて、本書のタイトルにあるようにがんが逃げ出す、すなわち「がんの消去」を目指す統合医療です。

がんのエッセンシャル統合医療では、抗がん剤投与、放射線照射はいっさい行いません。

「がんの根源」「がんの女王蜂」といわれている「がん幹細胞」の消去を目指します。

実際、私は今まで数多くの患者さんたちを治療してきましたが、ステージⅣでも、数多くの患者さんが、劇的寛解をしています。

がんの進行が止まった方も珍しくありません。

本書でお伝えしたいこと。

それは、「がんのエッセンシャル統合医療」と、近年注目され研究が進められているリキッドバイオプシーを繰り返すことで、がんにアプローチができる、という考え方です。

「がんのエッセンシャル統合医療」とは、ヨウ素療法、高濃度ビタミンC療法、医療水素治療、大量自家血オゾン療法、キレーションョン療法、免疫細胞療法、遺伝子療法、温熱療法などの集学的な療法の総称です。

とくに特殊CTC検査では、血液から「がん幹細胞がどれだけいるのか、どういう活動をしているのか、転移しているのか、転移の可能性はあるのか、治療の効果はあったのか」調べることができます。これらについては、あとで個別にわかりやすく解説していきましょう。

「手だてがない」と言われたがん患者の皆様へ

最近、「がん難民」という言葉をよく耳にします。民間研究機関の調査ではがん難民が、がん患者さんの半数以上の推計約68万人以上にのぼるとしています。

医師の治療説明に不満足、または、納得できる治療方針を選択できなかったなど、悩んでいるたくさんの患者さんに対して、当院ではきめ細かなカウンセリングと治療を行ってきました。

「がんは不治の病ではない」「アプローチは1つではない」

私は、本書でこのようなメッセージを発信していきたいと願っています。

実際私は、あらゆる角度から進化しているがん治療を用いて「あきらめない治療」を科学的根拠（治療前後の最新の検査によるエビデンスの取得など）に基づいて実践をしています。

「患者さんにとって、副作用（苦痛を含む）のない何かできる治療はないか？」

日々、このように自分に問い続けています。

特殊CTC検査と、がんのエッセンシャル統合医療を組み合わせるのは、当クリニックの特徴です。

がんの従来の三大治療といえば、手術・抗がん剤治療・放射線治療です。

しかし、近年の医療研究では、これらの治療は「必ずしもがんを根治することができない」と、データでも証明されるようになりました。現代医学では、がんの治療は、画像により確認したがん細胞を縮小または破壊することであり、必ずしもがん細胞がなくなるわけではないからです。

がん治療を困難にする根源的な問題は、「がん細胞が患者の体の一部」ということです。

ウイルスや細菌などの病原体が外から体内に入ってきて引き起こす病気（感染症）の場合、治療の考え方は、ある意味では単純です。それらは人体にとって〝異物〟なので、その異物を完全に排除できれば、少なくとも病気の原因は消滅したことになります。

しかし、がん細胞とは人間の体の正常な細胞が持つ遺伝子にわずかな異常が生じたために生み出された〝変種の細胞〟です。この細胞は、周囲の組織や臓器にはおかまいなしに分裂・増殖します。1個の細胞は、肉眼では見分けられないほど小さいので、正常な細胞とがん細胞の違いは、顕微鏡でくわしく観察してみないとわかりません。

そして、このようながん細胞を殺そうとして、抗がん剤を投与したり放射線を照射すれば、がん細胞は死滅しますが、正常な細胞も同時に、損傷したり死んだりします。また、がん組織の奥深くに潜むがん幹細胞はこれらの治療に抵抗し隠れて残り、再発の芽となります。これががんの治療を困難にする大きな理由です。

したがって有効な治療法とは、無数の正常な細胞の中でがん幹細胞も含め、がん細胞だけを選んで攻撃するものでなくてはならず、そのような治療法を見つけることは容易ではありません。がん幹細胞の詳細についてはあとでくわしくお話ししましょう。

がんが逃げ出す体づくり

「がんを治療する」ということは、一筋縄ではいきません。

「薬を飲めば、がんが治る」ということは、現代医療では難しくなっています。

抗がん剤は副作用として、正常細胞にもダメージを与えてしまいます。

したがって普段から、がんが逃げ出す体づくり、すなわちがん細胞を生きづらくする体の環境を整えるには、がん体質から改善をしなければなりません。

がん発生が起きにくい、免疫力を高める食事内容もそうです。ホルモンバランスを整える規則正しい睡眠、免疫力を下げるストレスを回避する心の持ち方などさまざまなアプローチが必要になってきます。それらについて、わかりやすく説いたのが本書です。

がんについての不安を、安心に変えていく

現在、私のクリニックには、約20年前から提携しているカナダ・トロント大学関連の薬学ラボを通じて、各方面の北米がん治療・再生医療の専門家から日々の研究成果が送られてきます。

さらに、厚生労働省が認定した認定再生医療等委員会によって、安全性、有効性等について審査を受け、再生医療第三種「NKT細胞標的治療（RIKNKT）」の再生医療等提供計画を提出、受理され、登録した正規の再生医療等提供医療機関でもあります。幹細胞療法においては、厚生労働省が認定した特定認定再生医療等委員会によって、再生医療第二種「脂肪由来間葉系幹細胞による治療」の再生医療等提供計画を登録した正規

の再生医療等提供医療機関でもあります。

「がんが怖くない社会を創出していくこと」「がんについての不安を安心へ変えていくこと」が、ドクターアンディーズクリニックのミッションなのです。

私自身、開院するまでに、救急救命医療、麻酔科、外傷学、整形外科腫瘍学、形成外科微小外科を経てきました。そして基礎研究では、がん細胞培養研究、免疫細胞培養研究、医薬品の経皮吸収システムの研究など、医療の新たな可能性について勉強してきました。

特に、全世界で注目されている「がんの統合医療」は、患者さんが苦痛を感じることなく治療を受けることが可能ながんの治療法です。ここ10年で認知度も飛躍的に向上しました。

このように、さまざまな医療の現場に従事したことにより、「豊かな人生を送るための医療」を届けたいと強く感じています。

最後まであきらめない

「今は健康ですが、がんだけは心配」という声はよく聞こえてきます。
「PET検診で異常がないと言われたのに、なぜがんができたのか？」
「手術は終わったが、なぜ再発したのか？」
「病院でのがん治療の経過がよくわからないまま、これ以上治療はできないと言われた、なぜ？」

医療法人社団悠健ドクターアンディーズクリニックにも、このような質問は多く寄せられてきました。本書をお読みいただければ、そのような疑問も解消されるはずです。

「昨日より明日はもっと元気に」

これが、私の治療の理念です。

最後まであきらめず、がんが逃げ出す体づくりを目指していきましょう。

医学博士　アンドリュー・ウォン

※本書のメソッドは著者独自のものであり、
効果・効用には個人差があります。
※事故やトラブルに関して本書は責任を負いかねますので、
あくまでも自己責任においてご活用をお願いいたします。
※本書のメソッドを行うことに心配や不安がある場合は、
専門家や専門医にご相談のうえお試しください。

第1章

「がん幹細胞」とはいったい何か

がんの正体とは

年々、増え続けている、がん。

第1章では、初歩的な点も含めつつ、がんの正体についてお話しします。

この部分をご理解いただくと、なぜ「がん難民の方でも、諦めなくてよいか」、納得いただけるかと思います。

もしかすると、今までの治療を振り返り、反省をしたり、再び悩んでしまったりする方がいらっしゃるかもしれません。けれども、後ろ向きに考える必要はありません。

今からできることを見つけ、それを1つ1つ確実に実践していけば、良い結果へとつながることでしょう。むしろがん難民の方にこそ、心を落ち着けてじっくり読んでいただきたいと思います。

がんはなぜ発生するのか、なぜ再発するのか、なぜ転移するのか、それらのメカニズムが、よりよくわかるはずです。

主要死因別死亡率（人口10万人対）の長期推移
（1899年~2018年）

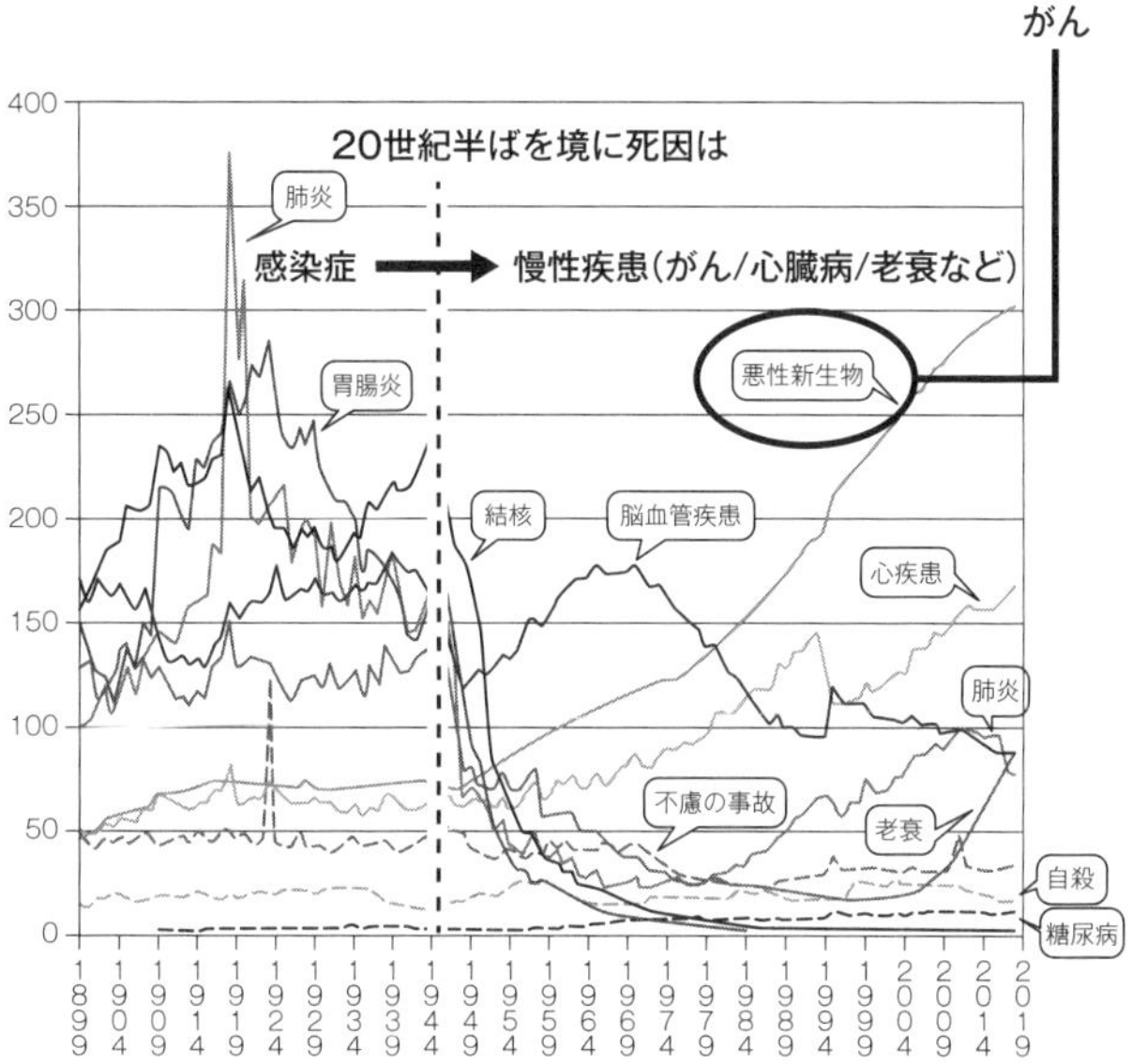

（注）1994年の心疾患の減少は、新しい死亡診断書（死体検案書、1995年1月1日施行）における「死亡の原因欄には、疾患の終末期の状態としての心不全、呼吸不全等は書かないでください。」という注意書きの事前周知の影響によるものと考えられる。2017年の「肺炎」の低下の主な要因は、ICD-10（2013年版、平成29年1月適用）による原死因選択ルールの明確化によるものと考えられる。最新年は概数。

（資料）厚生労働省「人口動態統計」

詳細は後ほど述べますが、まずは概略をお話しします。

人体のすべての組織には、受精後に生まれる胚性幹細胞から分岐した、正常組織幹細胞と呼ばれるマイナーな亜集団があり、組織のメインテナンスをしています。

この幹細胞亜集団はニッチと呼ばれる微小環境に守られています。

しかし偏った生活習慣、ストレス、加齢などで、ニッチ環境が変化すると、幹細胞に変異（ミスコピー）が生じ、それが積み重なると、がん化し、がん幹細胞に変化します。

そしてがん幹細胞が分裂して、がんの子孫細胞集団を構築し、がん組織の芽が発生します。がん組織の芽が1㎝くらいになるまでに、通常数年から10年以上もかかると考えられています。

がん組織の芽は、自分たちに栄養を補給するため、突貫工事で新たに血管を作りながら、周りの組織から栄養を奪いつつ、がん組織を次第に大きくしていきます。

がん組織の大半を占めるがん幹細胞から生まれたがん子孫細胞集団は、抗がん剤や放射線で簡単に死滅します。よく抗がん剤治療や放射線でがんが縮小したという話を聞きますが、このことを意味します。

しかし問題はがん幹細胞です。彼らは抗がん剤や放射線に抵抗性で死滅せずひっそり生き残ります。

一方がんが進行する過程で、がん幹細胞は、通常はがん細胞を攻撃するために集まったリンパ球などを逆に利用し、自分の味方につけるように仕向けます。従って外科手術や抗がん剤、放射線照射でがん幹細胞を含めたがん組織のすべてを取り除けないと、がん幹細胞が残ってしまい、機会をうかがってがん幹細胞が再び鎌首をもたげ、より強力ながん組織を構築します。いわゆる再発です。

これがおおまかですが、最新のがん理論です（がん幹細胞理論）。


がんは、発生したその場所にとどまり続けていれば、実はそれほど怖い病気ではありません。しかしながらがん細胞は、とどまることを知らない増殖機能を持っています。

そして原発組織を離れ、近接するリンパ節や、血管内に侵入し全身をめぐって、遠隔組織に浸潤し、さらには全身（肺、肝臓、リンパ節など）臓器にも転移して正常組織の機能を損なわせます。

その結果、生命までも脅かすというわけです。


がんの発生部位や、形状による分類について、お話ししておきましょう。

がん（悪性腫瘍）は、発生部位により、次の①～③に大きく分類されますが、1つの腫瘍の中に②と③が混在する「がん肉腫」というものも発生します。

発生頻度は、②「上皮細胞から発生するがん」が全体の約8割以上を占めます。

【がんの発生部位による分類】

①造血器から発生するがん

血液をつくる臓器である骨髄やリンパ節を、造血器と呼びます。
・造血器から発生するがんの例……悪性リンパ腫、白血病、骨髄腫等

②上皮細胞から発生するがん（上皮性腫瘍）

上皮を構成する細胞を上皮細胞と呼びます。

・上皮細胞から発生するがん（cancer, carcinoma）の例……肺がん、乳がん、胃がん、大腸がん、子宮がん、卵巣がん、頭頸部のがん等（喉頭がん、咽頭がん、舌がん）

③非上皮性細胞から発生する肉腫

肉腫（sarcoma）は、骨や筋肉などの非上皮性細胞から発生するがんです。

・肉種の例……骨肉腫、軟骨肉腫、横紋筋肉腫、平滑筋肉腫、線維肉腫、脂肪肉腫、血管肉腫等。

【がんの形状による分類】

①「造血器から発生するがん」を除くと、ほとんどのがんは、かたまりをつくることで増殖をします。造血器から発生するがんは「血液がん」、それ以外は「固形がん」と呼ばれます。

【がんのステージ】

大きく見ると、進行の度合いによってⅠ～Ⅳに分類されます。一般的に「がん難民」と言い習わされている段階は「Ⅳ」以降となります。

◆初期がん（ステージⅠ）

この段階に至るまでに、がん細胞は約30回の分裂を繰り返している、とされます。期間にすると、数年から10年以上は経過していると考えられます。

初期のがんとなると、数㎜程度の大きさのものが上皮組織のみにできており、リンパ節には転移していないものです。

自覚できる不快な症状も、ほとんどありません。

そのため、人間ドックやがん検診で見つかるのが一般的です。しかし、微小すぎるために、画像検査で見逃されてしまうこともあります。

◆早期がん（ステージⅠ～Ⅱ）

腫瘍が筋肉層に広がった場合は、早期がんに区別されます。

この段階になると、がんの大きさは数㎜～2㎝くらいまで成長しているため、自分でしこりを発見できることもあります。また、感冒症状や部位によっては「出血する」という症状が出ることもあります。しかし、病巣は1つのみで、湿潤や転移はないため、がんの部位によってはまだまだ無症状の人も多いです。この段階で発見できると、治療による体への負担や侵襲は小さいです。

◆進行がん（ステージⅡ～Ⅲ）

早期がんを通り越すと進行がんと呼ばれる段階になり、がんは上皮組織から筋肉層へと進行していき周囲組織への浸潤や転移が見られるようになります。多くの人はさまざまな症状が現れるようになります。

（例：体の痛み、腹部症状、倦怠感、発熱など）

外科的治療が優先されますが、病巣の広がりや大きさによっては難しい場合もあるため、放射線や化学療法が併用されます。

◆末期がん（ステージⅣ）

がんが血流やリンパ節を介して体中に転移している状況です。がんが体の栄養を奪いながら増殖していくため、体重は減少し、衰弱していきます。

また、貧血や呼吸苦といった症状がみられることもあるため、免疫力が大きく低下します。そのため、感染症にかかりやすくなるリスクも上がります。この段階では、外科的な切除や放射線治療はあまり選択されません。

抗がん剤は血液を通して全身に届けられるので、体中に転移したがんも一定の効果が出る場合もあります。しかし、がんを完治させることは難しく、抗がん剤の副作用や痛みなどの苦痛症状もでてくるため、緩和ケアをメインに過ごしていくことが多いです。

このように、がんは「初期がん→早期がん→進行がん→末期がん」と変化するのが通例です。

もちろん部位により、状態は多少異なります。たとえば「胃がん」のケースを考えて

●がんのステージ分類

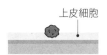

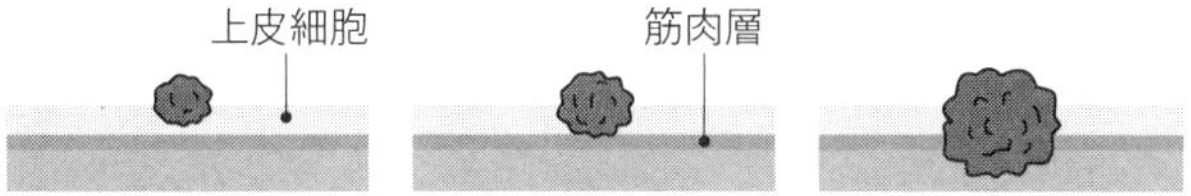

ステージ0
がん細胞が上皮細胞内にとどまっている。リンパ節への転移はない

ステージⅠ
がん腫瘍が少し広がっているが、筋肉層でとどまっている。リンパ節への転移はない

ステージⅡ
リンパ節への転移はないが、筋肉の層を超えて浸潤している。または、腫瘍は広がっていないが、若干リンパ節への転移がみられる

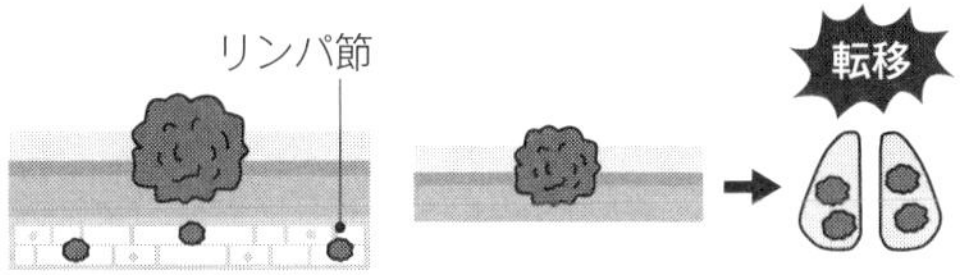

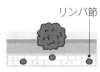

ステージⅢ
がん腫瘍が浸潤しており、リンパ節への転移もある

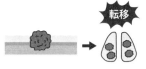

ステージⅣ
がんが、はじめにできた原発巣を超えて、他の臓器へ転移している

みましょう。

・胃がんの「早期がん」……胃壁の内側表面の粘膜層に発生したがんが、数年間そこにとどまり、少しずつ大きくなり、やがて粘膜下層にまで広がった状態を指します。

・胃がんの「進行がん」……さらに下層の固有筋層に達し、転移や浸潤が始まり、胃の内腔が増殖して盛り上がった状態です。

・「末期がん」……がん細胞が固有筋層より下層の漿膜（臓器のいちばん外側を包む膜）に侵入

し、漿膜表面にまで達した状態です。

このレベルにまで進行すると、腹膜に転移してがん性腹膜炎をおこしたり、肝臓や肺、リンパ節に転移したりします。こうなると、全身状態は非常に悪い状態に陥り、手術も不可能となります。

右は、ほんの一例です。がんがこのように次第に悪性度を増していくのは、がん組織にはさまざまなタイプの細胞が混在する不均一な細胞集団で、変異を起こしやすく変わりやすい性質（可塑《かそ》性）を持つからです。従ってこの可塑性の理解が「がん治療の第一歩になるのではないか」と近年指摘されています。


ここから、がんがなぜ怖いのか、さらにわかりやすく説明していきましょう。

がんが怖いのは、他の組織へ浸潤したり、他の臓器へ転移したり、大きくなり臓器を圧迫する点です。体内にがん細胞があったとしても、大きくならずにそこにとどまっているのであれば、がんはそれほど怖い病気ではありません。

しかし、がんは他の細胞よりも成長速度が速く無限に増殖していく特徴があります。

成長するためには栄養が必要になりますが、がんは栄養を補給するために新しい血管を作り（血管新生といいます）、正常細胞に行くはずの栄養を奪い取ってでも成長を続けようとします。

がん細胞が増える仕組みは他の細胞と同じく、細胞分裂により「倍、倍……」と増えていきます。しかし、がん細胞が生まれてから、一般的ながんが「検査で見つかる大きさ」になるまでには約10～15年もかかるとされています。

一般的な検査でがんが見つかるのは、約1㎝の大きさになった時です。

この時、重さは1g、細胞の数は約10億個です。

もし1㎝の大きさで見つかれば、そのがんは種類によっては「早期発見」と言えますが、実はがんが生まれてから既に10年以上も経過しているのです。

最近、私たちのクリニックの研究では、「リキッドバイオプシー」（Liquid Biopsy）という検査方法で「ステージ0」、つまり数㎜以下のがんを見つけることができるようになりました。

「リキッドバイオプシー」とは主にがんの領域で、内視鏡や針を使って腫瘍組織を採取する従来の生検（Biopsy）に代えて、血液などの体液サンプルを使って診断や治療効果予測を行う技術のことです。患者さんの負担が小さく、しかも腫瘍の性質・活動性・転移性・治療効果がリアルタイムで診断・モニタリングにつながる手法として近年、世界中で研究開発が進められています。

この検査法については、第2章以降でくわしくお話をしていきましょう。

がんの症状の出方は、もちろん人によって変わります。

また、がんができた部位によっても、症状が出るまでの期間は変わります。

しかし、だいたい共通しておおよそ2〜3㎝の大きさに成長すると症状が出てきます（場合によっては、5㎝以上の大きさになっても目立った症状が出ないケースも散見されます）。

もう1つ忘れてはいけないがんの性質があります。

「がんは、大きくなればなるほど成長速度が速くなる」という原則です。「がんが大きくなる」ということは「細胞数が多くなる」ということですので、増えた細胞がそれぞれに細胞分裂していき、がんは瞬く間に大きくなっていきます。

したがって、増殖期になる頃には全身に転移している可能性が高く、よほどの対策を立てない限りは、がんの増殖を抑えることは難しいでしょう。

（そのためにおすすめしたいのが、後述する「がんのエッセンシャル統合医療」です）

仮に、抗がん剤でがんが半分の大きさになったとしても、耐性獲得によりいずれその抗がん剤が効かなくなり、がんは物凄い速度で再び増殖していくことになります。

早期がんの状態であれば、手術で治ったり、自然消滅したりすることもしばしばあるのですが、他の組織へ浸潤するような進行がんの状態になってしまうと、治癒するのがとても難しくなります。

手術ですべて取り切ったと思っても検査や目視では見つけられないような微小ながんが残っていて冬眠し、それが大きくなりがんが再発します。また、転移していたがんが大きくなることもあります。

このようながんは、早期発見するにこしたことはありません。

ではいったい、どのように早期発見をすればよいのでしょうか。今までの〝常識〟を振り返ってみましょう。

X線検査やCT検査で見つけられないような数ミリ単位のがんを見つけるのに役立つとされてきたのはPET検査（「陽電子放射断層撮影」Positron Emission Tomographyの略）です。

PET検査では、検査薬を点滴で人体に投与することによって、全身の細胞の中でがん細胞だけに目印をつけることができます。

しかし、PET検査でも、がん組織が小さいと見逃される場合もあります。一方、前述した、当院が導入したリキッドバイオプシー法（血液などの体液サンプルを使って診断や治療効果測定を行う技術のこと）は、PET検査で見逃されたまだ小さながん組織さえ検出できる、より確実な検査の1つと言えます。

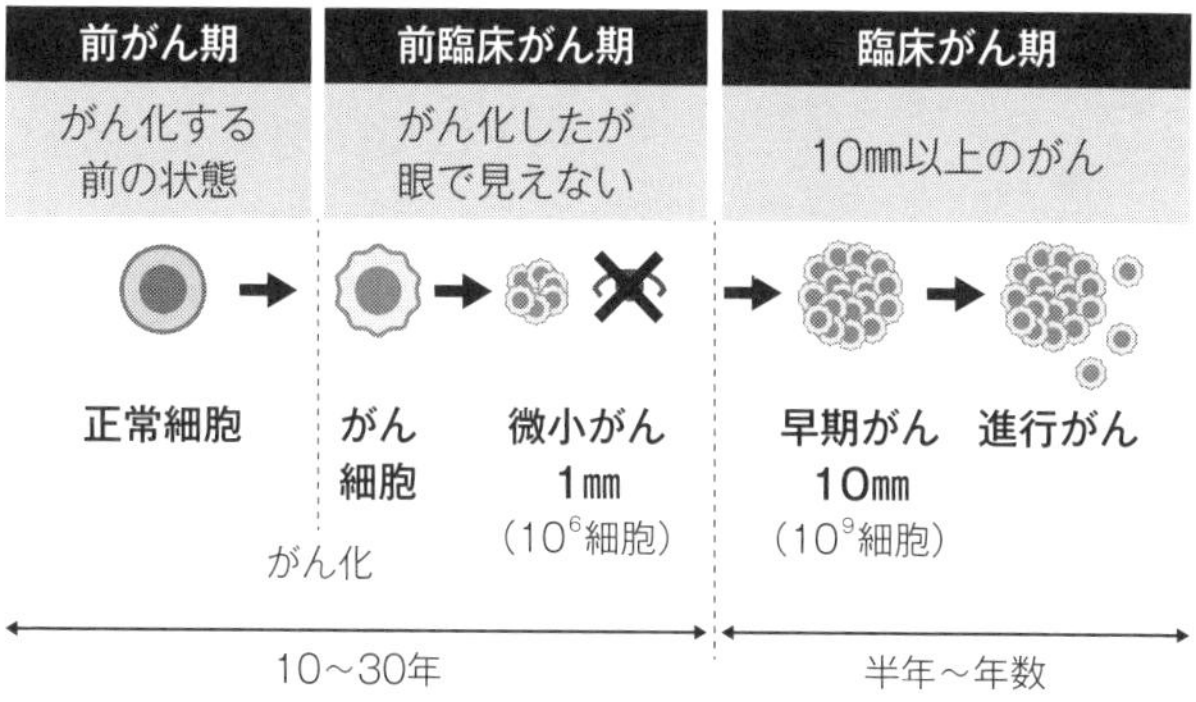

また、がんの特徴として、早期発見しても再発・転移する可能性はあります。

がんは0・1㎜ほどの大きさになれば転移する可能性が出てくるとされています。

早期発見・早期治療で原発巣のがんを切除しても、既に転移している場合には、転移巣のがんが大きくなっていきます。

がんには「転移する性質のあるがん」と「無いがん」があるといわれていますが、当院でのリキッドバイオプシーで、「転移するがんかどうか」は、いち早くわかるようになります。

がん細胞が生まれた起源は、約5億5千年前にまでさかのぼるといわれています。

地球上において、初めは単細胞生物の細菌しか存在していませんでした。

やがて「単細胞生物」同士が敵対捕食関係から細胞内共生するようになり、細胞の複雑化と、細胞組織化が起こり「多細胞生物」が誕生しました。

多細胞生物、特に動物は高度に進化し、自己システム化した全体組織を、中枢神経系、ホルモン内分泌系で情報制御し、免疫系で異物の侵入から守るという仕組みを発展させてきました。

しかしこのきわめてストイックな身体統御システムにも脆弱性があり、免疫システムのゆるみから、あたかも無制限に増殖する単細胞生活に祖先帰りするかのように、反乱する細胞が、すきを見ては出現してしまうのです。

このように、がん細胞は、祖先帰りした無限に増殖する単細胞生物のようにふるまう非常に特異な細胞です。

正常な細胞と比較すると、高い増殖力、細胞の不死化（細胞分裂の回数に制限がない）、周辺組織への浸潤や体内の離れた部位への転移、という3つの大きな特徴を持っています。しかし、がん細胞を構成しているがん細胞のすべてが、これらの特徴を兼ね

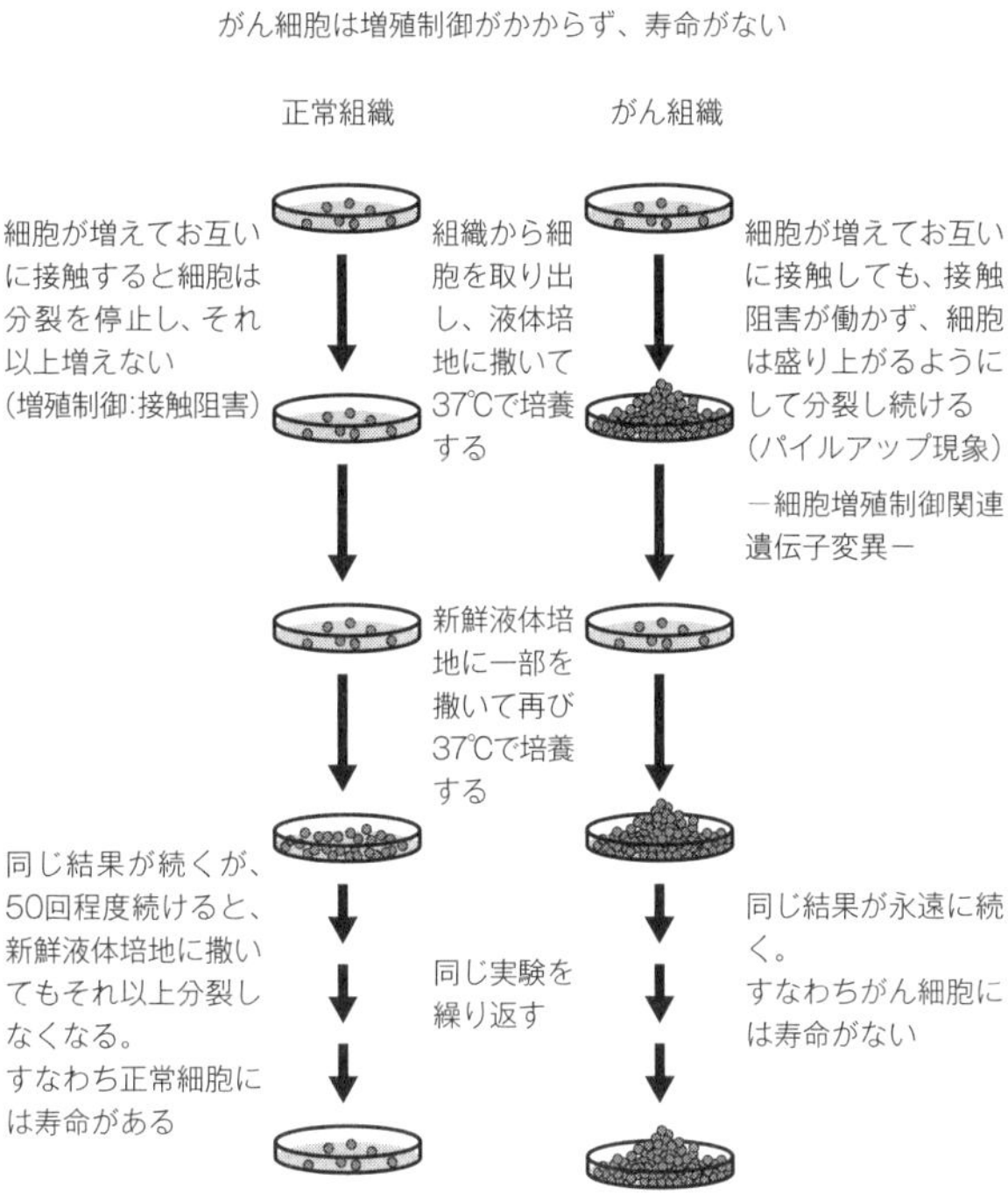
がん細胞は増殖制御がかからず、寿命がない
正常組織
がん組織
細胞が増えてお互いに接触すると細胞は分裂を停止し、それ以上増えない
(増殖制御:接触阻害)
組織から細胞を取り出し、液体培地に撒いて37℃で培養する
細胞が増えてお互いに接触しても、接触阻害が働かず、細胞は盛り上がるようにして分裂し続ける
(パイルアップ現象)
ー細胞増殖制御関連遺伝子変異ー
新鮮液体培地に一部を撒いて再び37℃で培養する
同じ結果が続くが、50回程度続けると、新鮮液体培地に撒いてもそれ以上分裂しなくなる。
すなわち正常細胞には寿命がある
同じ実験を繰り返す
同じ結果が永遠に続く。
すなわちがん細胞には寿命がない

備えているわけではありません。実際にこれらの特徴を併せ持ち、人や動物にがんを生じさせたり、進行させる能力があったりするものは、全体のごく一部の細胞と限られています。

この章では、その「ごく一部」の特殊な細胞である、前述したがん幹細胞にスポットを当てて、解き明かしていきます。

がん細胞を生み出す〝親玉〟がん幹細胞とは

そもそも、健康な人であっても「がん細胞は、常に発生している」という事実をご存じでしたでしょうか。

大人であれば健常な人でも、1日に2000個～5000個が発生するといわれています。しかし、免疫細胞が正常に働いていると、それらが駆除されるため、がん疾患を発症しなくてすむというわけです。

ではなぜ、健常な人でも、がん細胞が毎日大量につくり出されてしまうのでしょうか。

その原因の1つとして「がん幹細胞」（Cancer Stem Cells略して「CSCs」）と呼ばれる概念が、最近注目され始めています。

通常、長期にわたって活動する人間の組織内では、不足した細胞を補うための「体性幹細胞」と呼ばれる細胞が存在しています。

体性幹細胞は2つに分裂する際に、片方が「幹細胞」として保存され、片方が「補充分の細胞」として用いられます。

がん幹細胞では、これに似て、片方が「がん幹細胞」に、もう一方が「がん細胞」として活動を行うことがあきらかになっています。

「幹細胞」については、専門的な概念になるので、基本的なところからご説明をしておきましょう。

ご存じの通り、すべての生き物の体は、「細胞」からできています。

人間の場合、体内には約60兆個もの細胞が存在しています。細胞はそれぞれ、その場所に合わせて決まった役割を持っています。

たとえば幹細胞の場合、その最大の特徴は「他の細胞の元となる細胞を生み出すことができる」という点です。

幹細胞は、自分以外の細胞を生み出す際に、通常2つに分裂します。この分裂した細胞のうち1つは「幹細胞」として維持され、もう1つの細胞は「他の細胞に変化する細胞」となります。

つまり幹細胞は傷ついたり、古くなってしまった細胞を入れ替えたりするために、新しい細胞を作り続けているのです。

ですから、たとえば肝臓を70%切り取ったとしても、種々の幹細胞が分裂増殖をして、臓器をうまく修復してくれます。「約1週間で、元の形状に戻ることができる」ともいわれています。また、元の数以上に増え過ぎたり、元の大きさ以上になったりすることはありません。

一方、「がん幹細胞」には「がん細胞を際限なく増殖させる」という大きな特徴があります。そのために、がん細胞が増えすぎて、正常な細胞の機能を侵し、人を死に至らしめるというわけです。

では、私たちは「がん幹細胞」と、いったいどのように向き合えばよいのでしょうか。

一般的に「がん細胞」は、各種の化学、生物、物理学的な治療に良好な応答性を示します。ですので、取り除くことは比較的容易です。

けれども、その〝親玉〟である「がん幹細胞」は、各種治療法に対して応答性が低いため、取り除くことが非常に困難です。

一方、細胞には「アポトーシス」と呼ばれる細胞の自死を制御する機構が備わっています。

ですが、最新の研究によって、がん幹細胞は、「細胞死」に抵抗する性質があることがあきらかにされています。そのため、がん幹細胞を撃退することは、よほどの対策を講じない限り、なかなか難しいのです。

もう1つ、大事なお話をしておきましょう。それは、前述したがんの「微小環境」（ニッチ）についてです。がんの微小環境とは、読んで字のごとく、がん幹細胞が生息する「微小な環境」のことです。

近年の研究により、がん幹細胞が生き延びるためには、この微小環境が非常に重要であることがあきらかになってきました。

がんの微小環境のせいで、がん幹細胞は守られ続けるというわけです。

がん幹細胞があれば、がんは必ず再発する

ここで一旦、日本のがん治療の現状に目を向けてみましょう。

がんと診断された人の60～70％に、再発や転移が起こっています。

残念ながら「2人に1人はがんを発症し、その内の1人が死亡する」という、死亡率が最も高い疾患です。

また、先進国では死亡率が下降しているのに日本ではさらなる上昇傾向が続いています。がんの他臓器に転移し、そこでまた増殖し再発するという性質はよく知られていますが、このがん特有の転移が、がん治療を困難にし、生存率を低下させています。

世界で最も優秀な医療国と言われる日本で、なぜ、死亡率の上昇が止まらないのでし

ようか？

がん再発・転移の原因も、やはり「がん幹細胞」が原因と言えます。「がん幹細胞」は、さまざまな臓器で発見されていて、放射線治療や抗がん剤治療に抵抗性があり、死滅しないとされています。

「がん幹細胞」は、自己の「がん幹細胞」と「がん細胞」に分裂し、増殖を続け、やがて「がん細胞」が巨大ながん腫瘍を作ることがわかっています。

正常組織の幹細胞は、自分が生きていくための環境を探し回り、良い場所に定着（ホーミング）するという高い能力を持っています。「がん幹細胞」にはこれと同じ能力があり、原発巣のがん組織よりももっと良い環境を求めて、患者の体の中を移動します。

こうした細胞は腫瘍から離れて血管やリンパ管に流れ込み、血液やリンパ液の流れに乗って体のいろんな所に移動し、良い場所が見つかったらそこで定着して腫瘍をつくり出します。これを「転移」というのです。

このように、がん幹細胞は自発的に自分が落ち着く場所を探し出し、そこに定着したあと、新しく腫瘍組織をつくり続けると考えられています。

がんが転移することは、死亡へとつながる大きな原因となっていることはよく知られています。つまり、がんの転移を抑えることができれば、脅威はかなり抑えられるということです。ですから、そのような方法を考えなければなりません。

その1つの選択肢として、このあとの第2章では「がんのエッセンシャル統合医療」についてご紹介していきます。

そもそも「がん幹細胞」とは、「消滅しにくい細胞の性質と構造」にできています。

さらに踏み込んで、専門的なお話もしておきましょう。がん幹細胞が「消滅しにくい細胞の性質と構造」であることにはいくつか理由があります。その一例を挙げてみます。

私たちの体内では、呼吸をすることによって「活性酸素」が常に発生しています。活性酸素自体は侵入した病原菌やウイルスを破壊する重要な役割を果たしますが、活性酸素の中には悪玉の活性酸素があり、それが細胞自体を傷つけてしまします。

通常は細胞には悪玉活性酸素を中和する仕組みが備わっていますが、炎症が起きたり、過激な運動をして過剰に産生されると、細胞のタンパク質、DNA、脂質などを酸化し、その結果、細胞は傷つき、死滅していきます。

ただしがん細胞は、活性酸素を中和する仕組みが脆弱化しています。がん細胞は酸素の存在を嫌う性質があるのですが、それは活性酸素を中和する力が弱いためです。ところががん幹細胞は、がん組織の大半をしめるがん細胞とは異なり、活性酸素を取り除く巧妙な仕組みがあることがわかってきました。

それががん幹細胞の細胞膜の表面に表層構造として突き出ている「がん幹細胞」が特異的に表現している「CD44v」という成分です。そして「CD44v」の凹んだ部分に「xCT」という別のタンパク質がはまりこむことがあきらかになっています。

「xCT」は細胞の外にあるシスチンを細胞の中に取り込むポンプのような働きをします。取り込まれたシスチンはグルタチオンに変化し、グルタチオンが毒である活性酸素を壊してくれるのです。

ところが「CD44v」がないと「xCT」は安定せず、シスチンを取り込むことができません。

つまり、「がん幹細胞」の「CD44v」はシスチンを取り込むポンプを安定させることでグルタチオンを増やし、活性酸素を除去していたのです。

だから、がん幹細胞を根絶することは、並大抵のことではないのです。


ここまで見てきたように、がんの再発・転移の原因として注目されているのが「がん幹細胞理論」というわけです。

がんの組織の中にも、正常組織と同様な幹細胞が存在し、それらは「自己を複製する能力」を持つとともに、「少数存在するだけでも、元の腫瘍組織と同様の腫瘍を形成する能力を持つこと」が示されてきています。

さらに、がん幹細胞は、通常保険診療で認められている標準療法の抗がん剤や放射線療法に抵抗する性質を持つとともに、休眠してしばらくじっとしている休眠性を持っています。そのため治療により大半の腫瘍組織が消滅できても、何年かすると活性化してより強くなり、新たにがん組織をつくり出すいわゆる「再発・転移の原因になっている」

と考えられているのです。

つまり、がん標準療法によりがん組織の大半を除去することができても、ごく少数のがん幹細胞が生き残っている限り、再発、転移は起こりうることになります。

したがって、「がん幹細胞」を標的とした治療法を確立することで、再発や転移のリスクの少ないがん治療へとつながることが期待されています。

そのためには、まずがん幹細胞の性状を研究し、正しく理解することが重要です。

しかしがん幹細胞の存在比率は低いものです。研究は進んでいますが、がん幹細胞のみを特定し分離するのは難しく、がん幹細胞の性状解析はまだ始まったばかりと言っても過言ではありません。

しかし研究は加速度的に行われており「がん幹細胞を標的とした治療法」が模索されています。

がん幹細胞研究は、まさにこれからの研究領域なのです。

今までの治療法では、がん幹細胞にアプローチできない

一方、現代の日本の医療現場では、がんの三大治療が通例とされています。「手術」「抗がん剤治療」「放射線治療」です。

いずれも保険適応の治療法であり、がんと診断された後、がんの場所や大きさ、転移しているかを考慮し、選択されるものです。

以下、それぞれの治療法の特徴を簡潔におさらいしておきましょう。

◆外科的治療の特徴

放射線治療や抗がん剤治療と比較すると、短時間で病巣を切除することができるため、局所的治療効果は高いです。しかし、メスを入れる事による体の侵襲はかなり大きいといえます。

さらには、切除範囲にもよりますが、術後の合併症やＱＯＬの低下などの事項を考え

慎重に判断する必要があります。

また画像上にがんの所見がない場合でも、転移している場合など、がん細胞を完全にすべて取り除くことは難しいといえます。しかし、がん初期や早期発見された場合は根治できる可能性も高いといえます。

◆放射線治療の特徴

近年の放射線治療の画像診断、機械工学は革新的技術が大きく進歩しています。外科的治療と比較した場合、放射線は臓器・機能・形態の温存が可能です。また、低侵襲であるため、高齢者や合併症等による手術適応でない患者さんでも受けられます。

しかし、放射線を当てる範囲によっても左右される話ですが、すべてのがん細胞を死滅させることは難しいものです。また、健常な細胞や臓器にも放射線が当たるため、細胞死や機能低下を引き起こすリスクは高いです。

◆抗がん剤治療の特徴

放射線療法や手術は「局所的」アプローチになりますが、全身に転移した場合は抗がん剤を使用し全身のがんにアプローチします。

抗がん剤の使用目的や投与方法、効果の度合いはそれぞれ異なりますが、その多くはがん細胞を分子あるいは遺伝子レベルで攻撃し増殖を抑えるというものです。

しかしながら、抗がん剤はがん細胞を標的としますが、非自己である細菌を攻撃する抗生物質とは違い、がんがもともと自己細胞であることから、正常細胞と完全に区別してがん細胞だけを狙って攻撃することが至難となります。

そのため、数少ない正常細胞との違いを探して攻撃する工夫をしてはいますが、ある程度正常細胞も攻撃してしまいます。その結果、副作用が生じ、患者さんにとって大変な苦痛となります。

また免疫力も著しく低下してしまうため、他の病気や感染症にかかりやすくなるというリスクが生じます。

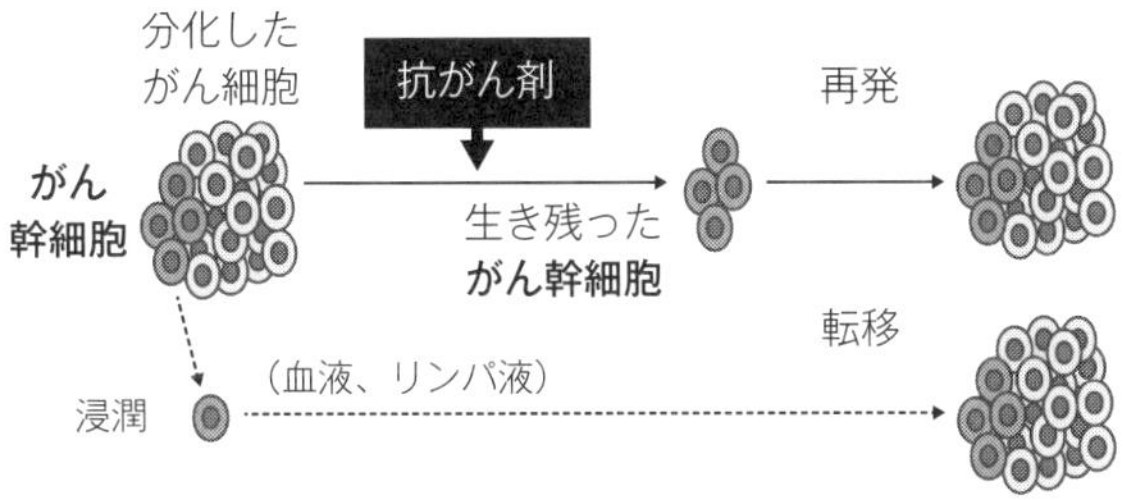

近年の医療研究では、がんの標準治療で「必ずしもがんを根治することはできない」と、データでも証明されるようになりました。すなわち標準治療では、画像により確認できる程度にがん組織を縮小させることはできますが、すべてのがん細胞をなくすことはできないのです。

繰り返しになりますが、がん治療を困難にする根源的な問題は、「がん細胞が、患者さんの体の一部である」という点です。

ウイルスや細菌などの病原体が外から体内に入ってきて引き起こす病気（感染症）の場合、治療の考え方は、ある意味では単純です。それらは人体にとって「異物」なので、その異物を完全に排除できれば、少なくとも病気の原因は消滅したことになります。しかし、がん細胞とは人間の体の正常な細胞が持つ遺伝子にわずかな異常が生じたために生み出された「変種の細胞」であり、もともとは自分の細胞から生じたものであるので、細菌やウイルスとは立場が異なります。

もちろん抗がん剤を開発する上で、この点は百も承知です。正常細胞との違いを少しでも見つけ出し、その違いを目印に攻撃するわけですが、どうしても類似点があり、正常な細胞も傷つけてしまいます。抗がん剤はまさに肉を切らせて骨を切る戦法なのです。しかも困ったことは、がん幹細胞は抗がん剤自体に抵抗性を示す性質を持つことなのです。

これががんの治療を困難にする大きな理由です。したがって有効な治療法とは、無数の正常な細胞の中で、がん幹細胞を含めたがん細胞すべてを、きちんと正常細胞と区別して攻撃するものということになります。しかしそのような治療法を見つけることは容易ではありません。

ここまで見てきたように、日本では、がんになってしまったら、がん細胞を攻撃する治療（三大治療）を受けるのが一般的な考え方になっています。

日本独自の皆保険制度で、保険診療として原則三大治療が、がん治療に対し認められていることも背景にあります。

一方、人間の体には自然治癒力がそもそも備わっており、免疫力が適切に働いている限り、がん細胞が発生しても、増殖する前に排除されています。

自然治癒が追いつかなくなったときに、がんが発病するのですが、稀にですが大きながんがあっても、いつのまにか消えてしまう症例があります。理由は不明ですが、それは自然治癒力で治っているのかもしれません。

まだはっきりとした方法は見つかってはいませんが、がんを治すには、免疫力などの体の治癒力の活性化が大事だということに多くの研究者たちは気づいています。

一部のドクターたちは、「抗がん剤では完全にがんを治せない」と言います。

だからといって抗がん剤治療をしない道を選択するのも難しいことでしょう。

がんになった方は、まずがんにかかった自分をいたわり、がん自体やがんの治療について調べて、自分がしていきたい治療を自分自身で選択していくのがよいように思えます。そして、免疫力をあげるための治療、がんになった体を改善していくための食事療法等を合わせて実践していきましょう。

次の第2章では「がんのエッセンシャル統合医療」を概観し、リキッドバイオプシー、すなわち特殊CTC（血中に遊離しているがん細胞）検査について、わかりやすくご説明していきます。

第 2 章

がんの「エッセンシャル統合医療」とリキッドバイオプシー

がんの「エッセンシャル統合医療」とは

いよいよ第2章では、本書の核心である「エッセンシャル統合医療」とリキッドバイオプシー「特殊CTC検査」について、お話ししていきます。

がん治療の難しさは、前章でお話したように「がん幹細胞」の存在にあります。

がん幹細胞とは、自己の「がん幹細胞」と「がん細胞」に分裂し、際限なく増殖を続ける〝がん細胞の親玉〟のことです。

「がん幹細胞」を含む「がん細胞」には、原発巣のがん組織よりももっと良い環境を求めて転移する性質や浸潤する能力が備わっています。この能力を専門的には上皮間葉転換（EMT）能力と言います。

最新の研究結果の一端からもう少し詳しく説明します。

がん幹細胞が元になって作られたがん組織（大半は上皮組織にできる）、この組織内でお互いに接着したがん細胞から一部が脱着します。そしてEMT能力を獲得し、細胞間の結合組織を溶かすタンパク分解酵素（プロテアーゼ）を産生して、リンパ節に移動してリンパ管に侵入したり、血管内に侵入します（その後の詳細は専門的になるため省きます）。

血管内に侵入した多くのがん細胞はアポトーシス（自死）を起こして死滅しますが、一部ががん幹細胞様の性質を獲得し、リンパ球や血小板などを巻き込み、細胞集団（クラスター）を形成して生き残ります。そして、血管外に出て原発巣から離れた遠隔部位で再び上皮の性質に戻り（間葉上皮転換〔MET〕）、新たながん組織を作ります。

これが現在有力とされるがんの転移と再発のメカニズムです。

最新の研究論文で報告されたことですが、がん細胞が元の組織からEMT能力を獲得し遊離して循環系に入ると、不思議なことにがん幹細胞のような能力を獲得するのです。血流中の物理的な衝撃から自らを守り、遠隔部位で血管の外に出ていき、新たな組織に定着して、再びがん組織を構築し始めます。

これが転移と再発です。

当院のリキッドバイオプシー（特殊CTC検査）の特徴は、これらの遊離している単細胞、細胞集団（クラスター）をいち早く、特定することができます。

①正常な組織による異常な細胞の排除

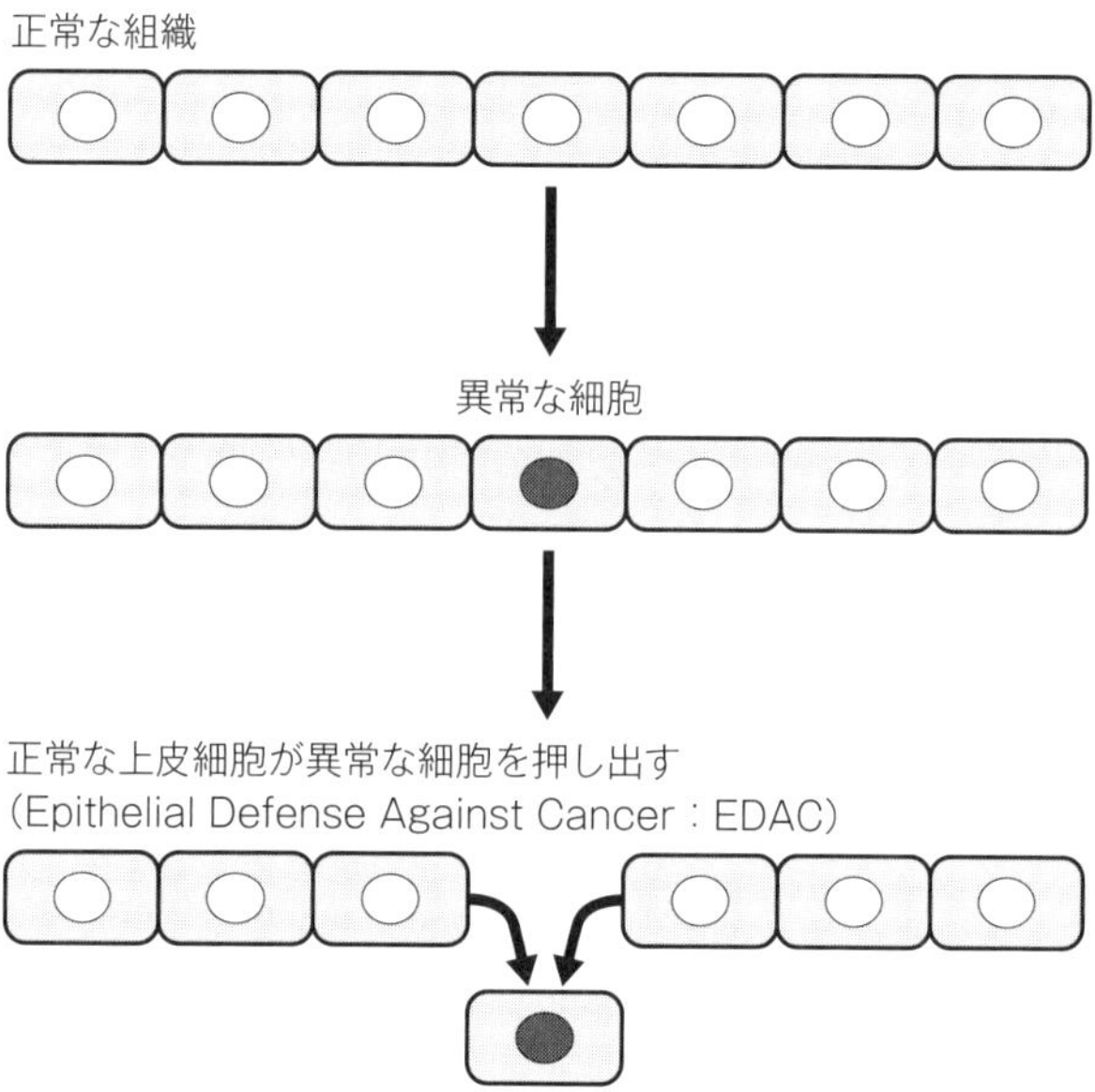

②細胞の増殖とCTC

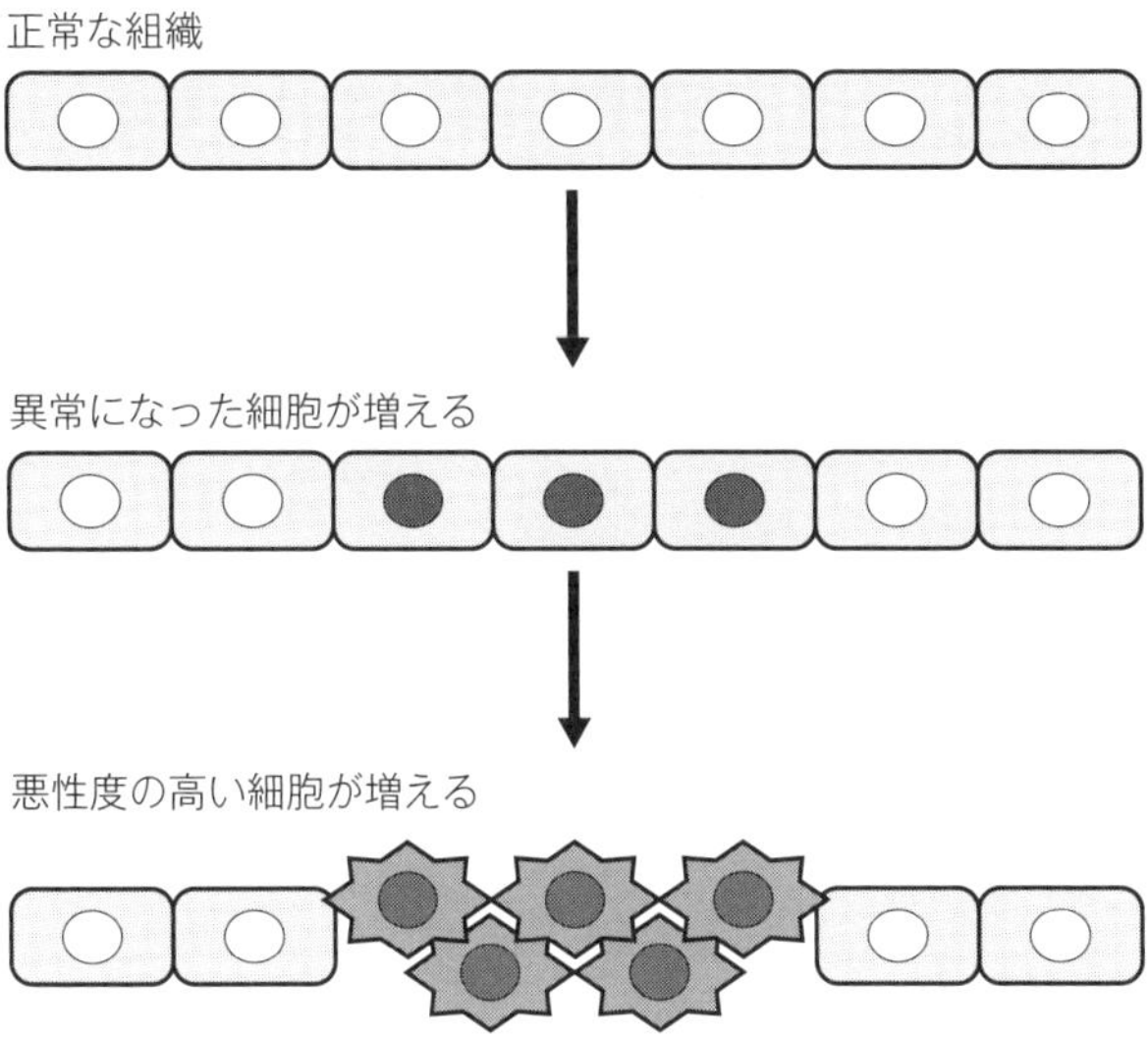
正常な組織
異常になった細胞が増える
悪性度の高い細胞が増える

③異常な細胞の増殖とCTC

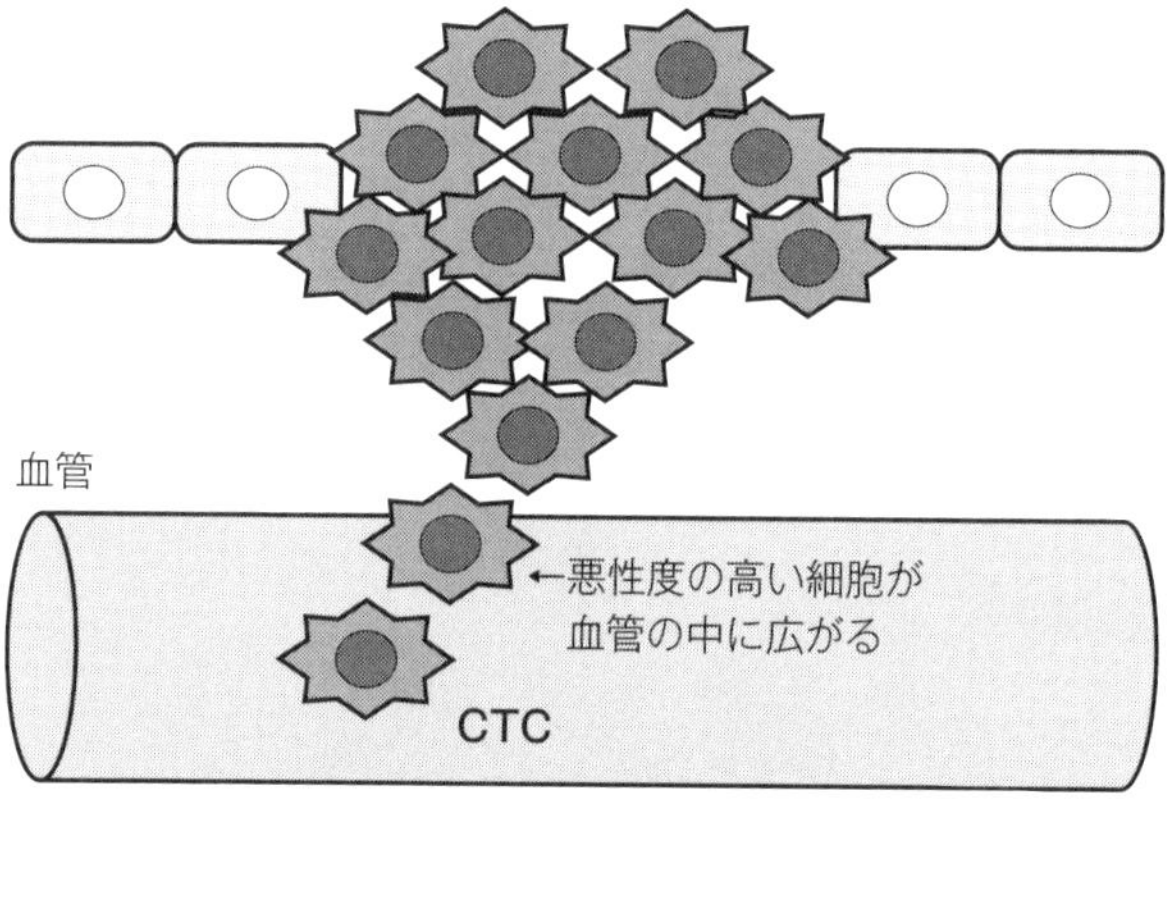

④

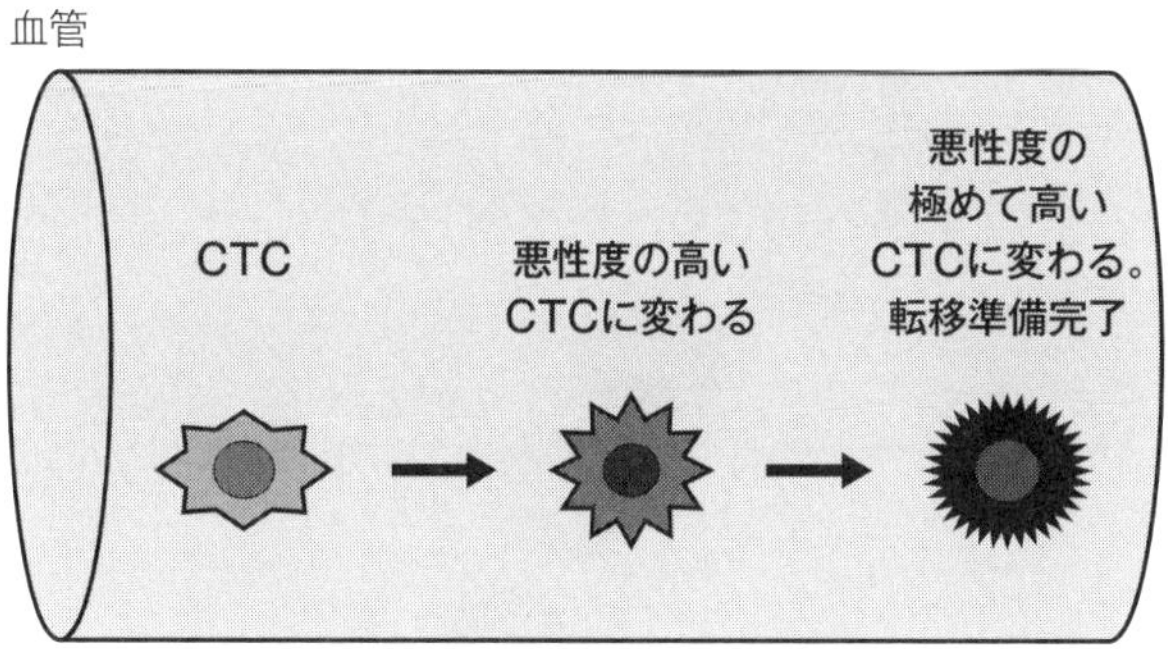

悪性度の極めて高いCTCは癌の浸潤、転移・再発などに深く関係してくる事が報告されています。

⑤

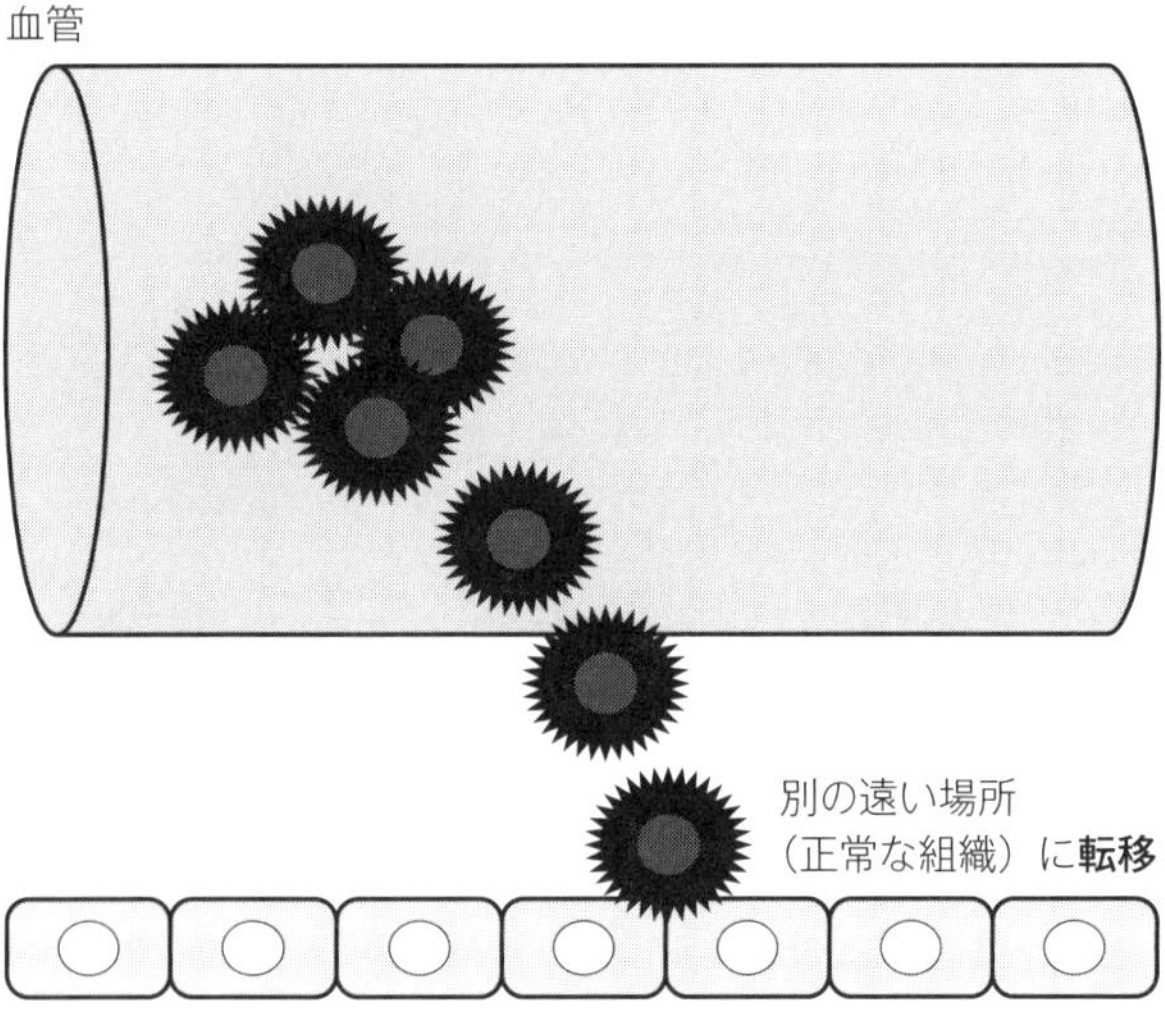

⑥

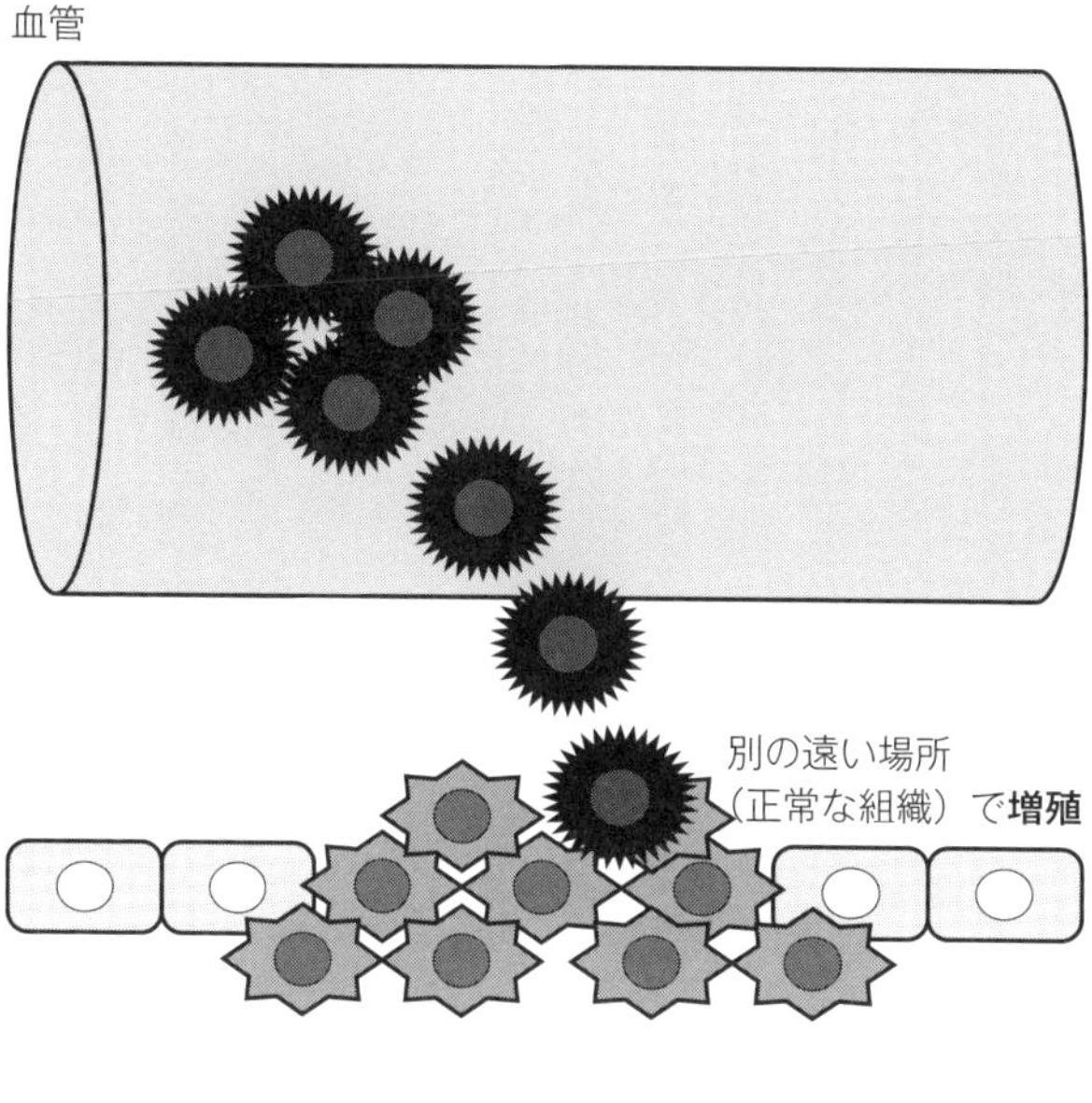

従来の治療方法では、この原発巣、転移巣も含め、がん幹細胞を殺すことが非常に困難であり、進行がん、特に末期がんを完治させることはほぼ不可能でした。

けれども、私たちの「エッセンシャル統合医療」では、常識が覆り始めています。

この治療法を受けた方は全員、延命に成功しているのです。その中には、末期がんの方も含まれます。

では私たちが提案する新しい治療法、「エッセンシャル統合医療」とは、いったいどのようなものなのでしょうか。端的に表現すると、本書のタイトル、「がんが逃げ出す……」と表現させていただいたように、がんの幹細胞も含め、がん組織を消滅させる効果が期待できる複数の治療法を組み合わせること、そして治療するごとにその都度ほぼリアルタイムで、治療効果を第1章で述べたリキッドバイオプシー法で検査すること。つまり「治療と効果の判定をセットで行うこと」と定義できます。

このがんのエッセンシャル統合医療は「ヨウ素療法」、「免疫細胞療法」、「遺伝子療法」、「高濃度ビタミンC療法」「医療水素治療（ＨＨＯ）」「大量自家血オゾン療法」「キレーション療法」「温熱療法」「食事療法」などから成り立っています。
ではいったいなぜ、そのような集学的な療法にたどりついたのか。経緯をお話ししておきましょう。

これまでお話ししたがんの性質、転移のメカニズムに加えて、がん組織は、遺伝子的に異なる背景を持つ不均一な細胞の集合体であることも最新の研究であきらかにされています。つまりこの事実は、単一の治療法では、すべてのがん細胞に対応することが難しいことを意味します。
そこで我々は、「がん細胞の分化、増殖、アポトーシスを制御している根本的なメカニズム」をターゲットにすること、そして「がん組織の不均一な細胞間の生理的、生化学的な相違を狙った複合治療法を行うことが、難治性疾患であるがんへの有効な治療戦略になるだろうという考えに至りました。

そもそも日本でがん治療といった場合は、保険診療で認められた手術療法、放射線療

がんのエッセンシャル統合医療

〈統合医療で用いる治療〉

「がんのエッセンシャル統合医療」は、患者さん一人一人の症状に合わせて、科学的根拠が認められる様々な治療法を組み合わせた治療を行います。

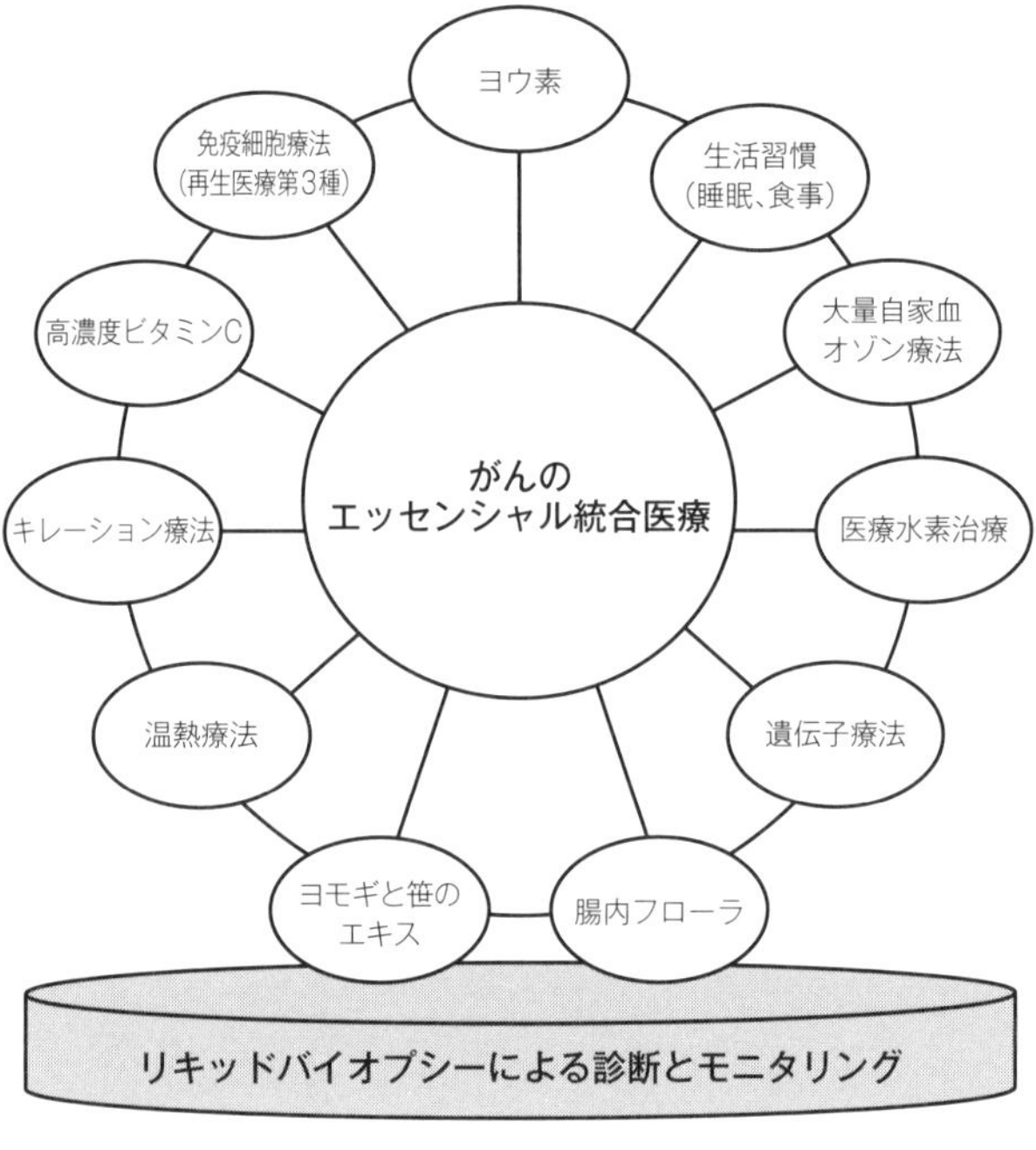

法、化学療法（抗がん剤）の標準療法（三大療法）になります。

日本では公的医療保険制度（皆保険制度）が確立していることから、がんになってしまった方の約85％がこの三大療法を選択しているようです。しかし、世界に目を転じると事情はまったく異なります。保険制度の違いが大きな要因でもありますが、「アメリカでは8％、カナダに至っては3％の患者さんしか三大療法を選択していない」という現実があります。つまり日本は標準療法に代わる代替医療のある面〝後進国〟なのです。

「保険適用で治療を受けられるなら、わざわざ代替医療を受ける必要なんてない」、そう考える患者さんが多いのは不思議なことではありません。

その証拠にアメリカは「西洋医学の本場」と称されつつも、国民皆保険ではないため、一般の人々の間でも、代替医療を選ぶほうが非常に多いのです。

また日本の場合、代替医療の選択肢が豊富に存在するわけでもありません。

国内でも「44・6％のがん患者が、何かしらの代替医療を受けている」というデータがあります（出典は厚生労働省と国立がん研究センターが共同で作成した「がんの補完代替医療ガイドブック第3版」、2005年段階の統計）。

「44・6％」といえば約半数ですから、相当な数だと感じられるかもしれません。

しかし、具体的にどのような代替医療を受けているのかというと、ほとんどが「健康食品・サプリメント」というのが実情のようです。

私たちが提案するがんの「エッセンシャル統合医療」も、実は代替医療の一つです。ただし従来の代替療法の概念をはるかに超えた、科学的な根拠を元にした強力なものです。

複数の治療法でがん幹細胞やがん組織細胞間の不均一性にアプローチできる選択肢として、視野に入れてくださる方が増えることを願っています。そのために、がんの「エッセンシャル統合医療」について声を大にしてお伝えしていくことこそ、私の使命だと感じています。人は知ることがなければ、選択することもできないからです。

日本では「末期がんである」「治療法がない」と言われた時点で、望みを絶たれたように感じ、意気消沈してしまう方が多すぎます。「どうか最後まで諦めないでほしい」

というのが、私のもう1つの願いです。

代替医療と聞くと、「西洋医療とは異なり、結果がゆるやかなもの」というイメージがあるかもしれません。また「結果が可視化、数値化しにくい」と思い込んでいらっしゃる方もいるかもしれません。そこが、大きな誤解なのです。

ですから私たちが提案する代替医療、がんの「エッセンシャル統合医療」では、施術後に効き目を検証しています。効果に自信がありますし、万一効果が薄い場合は臨機応変に他の療法にシフトできるからです。

このように、治療と治療効果をリアルタイムで評価する検査をセットで行えるから、「エッセンシャル統合医療」は革命的なのです。

もちろん検査の手段として、私たちは最先端の方法を用意しています。従来の「がん検査」の概念を根底から覆すものです。それが、何度も繰り返しお話ししてきたリキッドバイオプシーすなわち血液循環中のがん細胞の数と性質を検査する「特殊CTC検査」という検査法です。これほど体への負担が少なく、手軽に行えて、精度の高い結果がスピーディーにわかる検査法は、なかなかありません。

特殊ＣＴＣ検査が世界的に見ても画期的である点を、具体的にご紹介しましょう。

①ＰＥＴ検査では検出できない３㎜以下のがん細胞の存在を、検出できる点
②しかも、90％を超える高い検出率である点
③わずか10㎖の採血で済む点
④エッセンシャル統合医療の療法を受ける前と後、その効果をすぐに知ることができる点
⑤定期的に検査を受けることで、超早期がん発見とがん再発の対策まで可能になる点

今までがんの検査を何度か受けてきた方にとっては、このようなメリットを告げられても、にわかには信じ難いことでしょう。

「がん生検検査とは、組織をとって行うものだから、痛みがつきもの」

このように思い込んでいる方は、決して珍しくないはずです。

特殊ＣＴＣ検査の場合、なぜ採血だけで済むのか。

そんなに手軽なのに、3㎜以下のがん細胞までどうしてキャッチできるのか。

その驚きの理由についても、後で解き明かしていきます。


この章の前半では、がんの「エッセンシャル統合医療」の中から、主な療法の狙いについて、概観しておきます。取り上げるのは、「ヨウ素療法」「高濃度ビタミンC」「大量自家血オゾン療法」「免疫細胞療法」「遺伝子治療」などです。

また次の章以降に、他の療法とあわせて、くわしくご説明していきます。

そして、特殊CTC検査についてもご紹介をしていきます。

お話の中では、がん幹細胞や、その「ゆりかご」として知られるがんの微小環境「ニッチ」の存在についても、触れていきます。世界的に見ても新しい知見を、わかりやすくお伝えしていきます。

このような情報を最も必要としているのは、研究者の方や医療従事者の方はもちろん、「がん難民」と呼ばれる、ステージが進行した方、及びそのご家族ではないでしょうか。

専門用語でのお話が続くところもありますが、一般の方向けに、できる限り噛み砕いて、平易にお伝えして参ります。

がんの「エッセンシャル統合医療」のヨウ素治療とは

そもそも「ヨウ素」とは何か、基本的なところからご説明します。

私たち人間の体内には、細胞の生命力となるエネルギーをつくり出す32種類の必須ミネラル・金属元素と、それとほぼ同数の微量ミネラルと微量金属元素が存在しています。

「ヨウ素」とは「ヨード」とほぼ同義ですが、元素の1つです。

ヨウ素は体内では約50％が甲状腺に存在しています。その他の50％は、各組織に保管されています。

そして、ヨウ素が主原料である「甲状腺ホルモン」は新陳代謝の促進、栄養分の吸収、エネルギーを作る働き、特に子供の成育など、体になくてはならない内分泌ホルモンの1つです。

ヨウ素とは、もともと体内で生成される物質ではありません。

食事からの摂取が必要で、これまで一般的に知られていることは、甲状腺ホルモンの材料として利用されることです。あとは消毒剤としての利用ぐらいです。

実は日本ではほとんど知られていませんが、世界ではヨウ素の甲状腺ホルモン利用以外の作用が研究されています。それが強力な抗腫瘍作用です。

世界的な研究がこれまでにあきらかにしてきたことは、ヨウ素は、甲状腺に取り込まれる以外に、全身の組織に取り込まれ、強い抗酸化作用を示し、細胞の恒常性維持すなわち細胞の健康に大きく関与していることです。詳細なメカニズムの説明は省きますが、その作用の現れの一つが強力な抗腫瘍作用であるわけです。そして重要なことは、以下に述べるように抗がん剤に見られる正常細胞への副作用が見られないことです。

ヨウ素はがん細胞に積極的に取り込まれ、がん細胞に特異的に豊富に存在する細胞膜脂質と反応し、脂質とヨウ素の複合体（ヨウ化ラクトン）を形成します。

この複合体ががん細胞のミトコンドリアに直接作用し、細胞死を誘導したり、がん細胞の細胞核内に入り、がん細胞の特殊な代謝に働きかけ、がん細胞にこれも細胞死を誘導したり、細胞を正常化したり、上皮間葉転換を制御したりします。
しかももともとヨウ素は必須元素であることから抗がん剤のように耐性化を起こすことがない、ある面理想的な抗腫瘍作用を持つということになります。

がんの「エッセンシャル統合医療」で処方するヨウ素（Dr. Andy's Iodine LF ヨウ素）は、薬事法で強い制限がかかっています。

そのため医師法にのっとって院内にて医師自身が、安定で有効な効果を示すように調合し、医師の責任で、患者さんに十分に説明し了承を得た上で、原則として、治療法のない末期がんの患者さんを対象として治療に用います。ヨウ素の抗腫瘍作用をまとめると次のようになります。

①がん細胞のみを殺すことができる
②正常細胞を傷つけない、むしろ活性化させる
③副作用（薬害）が少ない

④耐性がない
⑤体内での蓄積性がない

このように「Dr. Andy's Iodine LF ヨウ素」はがん細胞のみを殺すことができ、正常細胞を傷つけないうえ、活性化させます。さらに副作用も少なく、耐性や体内での蓄積性もありません。ただし甲状腺機能に問題のある方には、末期でまったく治療法がない、すなわちがん難民といわれる方の状況にもよりますが、原則用いられません。

◆過去約10年間の飲用における病気の改善について

【がん（飲用例のほとんどが末期ステージ）】

種類：胃がん、肺がん、前立腺がん、リンパ腺がん、脳腫瘍、スキルス胃がん、乳がん、胆嚢《たんのう》がん、肝臓がん、膵臓《すいぞう》がん、白血病、咽頭がん、皮膚がん、骨肉腫がん、大腸がん、直腸がん、腎臓がん

【時間的考察（経験）】

①スキルス胃がんを含む胃がん、肺がん、前立腺がん、リンパ腺がん、脳腫瘍、乳がん、胆嚢がんは経験的に比較的早く改善する例が多く、1～3ヶ月程度でがん細胞を完全に消滅させる率は70～80％になります。20～30％の方の場合、個人差により、がん細胞を完全に消滅させるまでに5～6ヶ月かかる場合もあります。

②肝臓がん、膵臓がん、大腸がん、直腸がん、皮膚がん、骨肉腫がんは3～8ヶ月程度の期間を要します。改善後も予防として「Dr. Andy's Iodine LF ヨウ素」を飲み続けることを推奨します。

高濃度ビタミンCとは

「高濃度ビタミンC」とは、高用量のビタミンCを点滴で注入するものです。

点滴の場合、血管内にビタミンCを直接入れるため、口から摂取するよりも効率よく体内に吸収されます。いったいなぜ、高濃度ビタミンCがよいのかというと、強力な抗酸化作用があるからです。

大量のビタミンCを血中に投与すると、大量の過酸化水素が発生します。この過酸化水素に、がん細胞を撃退する効果があることがわかっています。

一方、正常な細胞は、過酸化水素を中和する働きがあるため、高濃度ビタミンCによって破壊されません。そのような性質に、多くの注目が集まっています。

また、ビタミンCは体で作り出すことのできない物質なので、体内に蓄えておくことができません。定期的な点滴注入がおすすめです。

大量自家血オゾン療法とは

大量自家血オゾン療法とは、私が以前アメリカ留学をしていた頃、湾岸戦争の時に駐ドイツ米軍医（解毒班）のDr. Samuel Yuに教わった治療方法です。

彼は現在帰国し、St.Louisで代替医療の病院を運営しています。私はキレーションをはじめ、大量自家血オゾン療法の理論と実践について、くわしく教えてもらいました。

オゾン療法の仕組みを簡単に説明すると、「オゾンガスの中に血液を入れ、血液をサラサラにする」というものです。

血液をサラサラにすることでその血液が体の隅々まで酸素を運びます。すると体の中に酸化ストレスが加わり、体が本来持っている酸化力や免疫力を高めることができます。

大量自家血オゾン療法は、別名「オゾン療法」とも呼ばれています。「ドロドロになった血液の一部を取り出し、オゾンで浄化してサラサラにした後再び体内に戻す」という意味です。

一度取りだした血液にオゾンを投入することで、血液が活性化され、その血液が再び体内に行き渡ることで、体の隅々にまで酸素が行き渡るようになるのです。

この療法は、ヨーロッパ諸国では、代謝の改善や免疫力の向上などに効果的な治療として広く認知されています。大量自家血オゾン療法によって体内の血液を活性化することで、末期がん含めがんに限らず、次のような効果も期待できます。

■血流改善……肩こりや腰痛、冷え性などの慢性的な疾患の改善

■活性酸素の減少……細胞の老化予防（エイジングケア）、臓器の機能促進
■被ダメージ細胞の修復……慢性的な疲労や筋肉痛の改善
■抗アレルギー作用……花粉症やアトピーなど、アレルギー性疾患の改善

その他にも免疫機能を活性化させる効果や鎮痛効果が期待できるため、慢性的な体の疲れや痛みを感じている方、病気がちな方などにはとくに効果的とされています。ドロドロ血液が与える悪影響と、血液をサラサラに変える大量自家血オゾン療法についてお話ししました。

末期がんの方はもとより「体の不調が続いている」「疲れが抜けにくい」という慢性的な不快症状に悩んでいる方も、全身の血液がサラサラになることで改善されるかもしれません。

免疫細胞療法とは

「免疫療法」についてご紹介する前に、免疫や免疫細胞について知っておきましょう。

免疫とは、もともと体に備わっている防御システムです。

「自分と違う異物」を攻撃し、排除しようとする人間の体の自衛の仕組みです。たとえば、ウイルスや細菌など病気の原因になる微生物（＝病原体）が体内に侵入したとき、体は「自分とは違うものが入り込んだ」と判断し、排除しようとします。

私たちの体内では、健康な人でも常にがん細胞が発生していると考えられています。しかし、がん細胞を攻撃する「免疫細胞」も存在しているため、すぐにはがんにはなりません。さまざまな理由でがん細胞と免疫細胞のバランスが崩れ、がん細胞の増殖が上回ったときに「がん」という病気になります。

そこで「免疫細胞を人為的に増殖し、その働きを強化することでがん細胞を抑え込もう」というのが、がん免疫細胞療法です。

患者さんご自身の血液から免疫細胞を取り出し、数を大量に増やし、攻撃する働きを強化して患者さんの体に戻します。つまり「自分で治ろうとする力」を活用する方法だと言えます。

患者さんご自身の細胞を用いるため、副作用はほとんどありません。まれに発熱やアレルギー症状が見られる程度で、生活の質（Quality of Life：QOL）を維持しながら治療を受けることができます。抗がん剤や放射線療法との併用で相乗効果が期待できます。また、再発・転移の予防に効果があると認められるエビデンス（医学的根拠）がある治療です。

臨床試験に基づいたデータでは、手術後の再発予防効果が示されています。免疫力強化という点では、「発がん予防」としての期待も高まります。

がん免疫細胞療法は、細胞工学や分子免疫学など最先端の科学に基づいた先進的な治療です。血液中には免疫にかかわるさまざまな細胞が含まれており、それぞれがんに対する働きや役割が異なります。

また、一人一人顔が違うように、がん細胞もさまざまな個性を持っています。免疫細胞療法はその個性に合わせ、個々の患者さんに適した「個別化医療」を行うことが可能です。

がん免疫細胞療法は大きく、「活性化自己リンパ球療法」（αβT細胞療法＝CD3-LAK療法及びNK細胞療法）と「樹状細胞ワクチン療法」とに分けられます。

そしてその作用を組み合わせた、「自己がん抗原刺激型CTL療法」（AKT-DC療法）があります。また、最近注目されているNKT細胞標的治療は、すべての免疫細胞を司る親玉免疫細胞を活性化させる治療法です。エッセンシャル統合医療のメイン免疫細胞はこのNKT細胞であることを後程くわしくご説明いたします。

たとえば、ウイルスや細菌などが体に入ってくるとさまざまな細胞が反応して排除しようとします。その代表的なものが「樹状細胞」や「マクロファージ」「T細胞」「NK細胞」など。これらの細胞を総称して指すのが免疫細胞なのです。

いわば免疫システムの根幹を担っている細胞たちだといえるでしょう。

もちろんがん細胞にも免疫細胞は立ち向かうので、日々発生しているがん細胞の増殖を抑えて私たちの健康を守ってくれています。

手術や放射線療法は部分的ながんの治療に向いていますが、転移したり体中に広がったりしたがんに対しては、有効ではありません。その点、化学療法（抗がん剤）は全身のがんに作用してくれますが副作用がつらく、苦痛を伴います。

しかし「第四のがん治療」として注目を集めている免疫細胞療法なら、体への負担が少ない状態で長期的な効果が期待できるのです。

免疫細胞療法には、右に挙げた以外にもさまざまな種類があり、それぞれの培養にかかる時間なども異なってきます。

自分の症状と照らし合わせながら、どの治療を現在の治療法と組み合わせるべきなのかを医師との相談のうえ検討してみてはいかがでしょうか。

ドクターアンディーズクリニックは、厚生労働省が認定した認定再生医療等委員会によって、安全性、有効性等について審査を受け、再生医療第三種「NKT細胞標的治療（RIKNKT）」の再生医療等提供計画を提出、受理され、登録した正規の再生医療等提供医療機関でもあります。

がん遺伝子治療とは

これまでに、がんは、正常組織幹細胞に変異が積み重なってがん化し、がん幹細胞となって、がん組織を構築することで生じると言ってきました。

このような変異は、細胞増殖制御に関係する遺伝子群（細胞増殖を抑制し、アポトーシス（自然な細胞死）を誘導するがん抑制遺伝子など）にしばしば起こります。

がん抑制遺伝子に変異が蓄積していった場合、その働きができなくなり、細胞増殖が暴走してがん化が生じます。

がん遺伝子治療とは、がん細胞にたとえば正常ながん抑制遺伝子を導入することによって、がんの増殖を止め、アポトーシス（自然な細胞死）に導く、がんの先端的治療です。

がんの「増殖」や「不死」の原因となる遺伝子に直接アプローチする治療法であることから「ステージ」や「転移」「再発」など、病期を問わず治療が可能です。また、副作用がとても少なく、副作用が起きても軽いことから治療に対して苦痛を伴わず、体力の衰えた末期がんの方でも治療を受けることができます。

がん細胞の多くはがん抑制遺伝子が欠落しているか、正常の機能を果たさなくなっています。がん遺伝子治療はがん抑制遺伝子を体内に導入することにより、がん細胞の増殖を止め、自然な細胞死を迎えるように誘導する治療です。

「がんのエッセンシャル統合医療」には、他に「高濃度ビタミンC療法」「医療水素治療」「キレーション療法」などの療法があります。

繰り返しお伝えしてきたように、「がんのエッセンシャル統合医療」とは、あくまでその集学的な治療の総称なのです。

これらについては、あとで個別にわかりやすく解説していきましょう。

次に、「特殊CTC検査」について見ていきます。「特殊CTC検査」とは簡潔に定義すると、「血液から、がん幹細胞がどれだけいるのか、調べることができる検査」です。

リキッドバイオプシーの1つ、「特殊CTC検査」とは

生体から組織の一部を採取し、その組織学的形態像から病気の診断を行う方法のことを「バイオプシー」(Biopsy) と呼び習わしています。たとえば食道、胃、小腸および大腸のような消化管では、ファイバースコープによる直視下生検が行われています。また胃がん、とくに早期胃がんの診断には、胃生検が不可欠です(生検とは病気の部分から組織を少量採取することを指します)。

このようにバイオプシーは侵襲性を伴う検査法です。

これに対し、リキッドバイオプシー特殊CTC検査とは、血液中の「CTC」(血中循環腫瘍細胞) を測定する検査です。

CTCとは「Circulating Tumor Cells」の略称です。

腫瘍組織から離れて血管内に侵入し、血流中に入り、全身を循環する腫瘍細胞で、がんの転移に寄与するとされています。したがって、CTCが血液中に存在する状態は

「がんが進展している段階」もしくは「今後進展する段階」と考えられます。

特殊CTC検査は、その血液中を循環しているがん細胞を直接検出することができる画期的な方法です。採血によって「CTCがどのくらい存在しているか・どういうCTCがどういうふうに活動しているのか」を調べることにより、診断と治療効果は不可能だったレベルでの早期発見が可能となったのです。つまり「がん細胞がどれほど増殖しているか」を推定することができるというわけです。

このように、血液という液体（Liquid）で調べる（バイオプシー生検する）から「リキッドバイオプシー」（液体生検）というわけです。

ここ数年、リキッドバイオプシーは侵襲性を伴う組織生検に代わる方法として注目されています。「リキッドバイオプシー」とは、患者さんの血液を検体とするため、従来の組織生検にくらべると、何度も頻繁に、そのうえ簡便に、がん細胞の状態を評価することが可能となる方法です。そのためこれまでのバイオプシーではできなかった腫瘍全体を評価できる利点を持ち合わせています。

さらに、捕捉したがん細胞の遺伝子（ゲノム）変異情報を調べることで、がん細胞の詳細な性質を明らかにすることができます。このようにリキッドバイオプシーは適切な治療につながる検査手法として期待され、近年、世界中で研究開発が進められています。

つまり、この「リキッドバイオプシー」という手法を使えば、「採血」という低侵襲な方法でがんを診断できることに加え、治療の各プロセスで治療法を適切に選択できるようになるのです。

たとえば、腫瘍の遺伝子変異をターゲットにした薬（分子標的薬）が治療中に次第に効かなくなるような時、腫瘍が新たな遺伝子変異を起こしてその薬に対する耐性を獲得しているケースも存在します。そのような場合、腫瘍組織を再度採って遺伝子変異を調べる再生検（Re-biopsy）は、病態や患者の状態によっては困難なことが少なくありません。

これに代わって血液で遺伝子変異を検査できれば、新たな遺伝子変異に応じた薬を、その都度適切に選べるようになります。痛みも最小限ですから、患者さんの心理的な負担もほとんどありません。これほど素晴らしい検査方法は、今のところ「他に見当たら

リキッドバイオプシーによる治療効果の予測・予後のリアルタイム診断

3D-微小流路デバイス法（Microfluidic Chip）とは

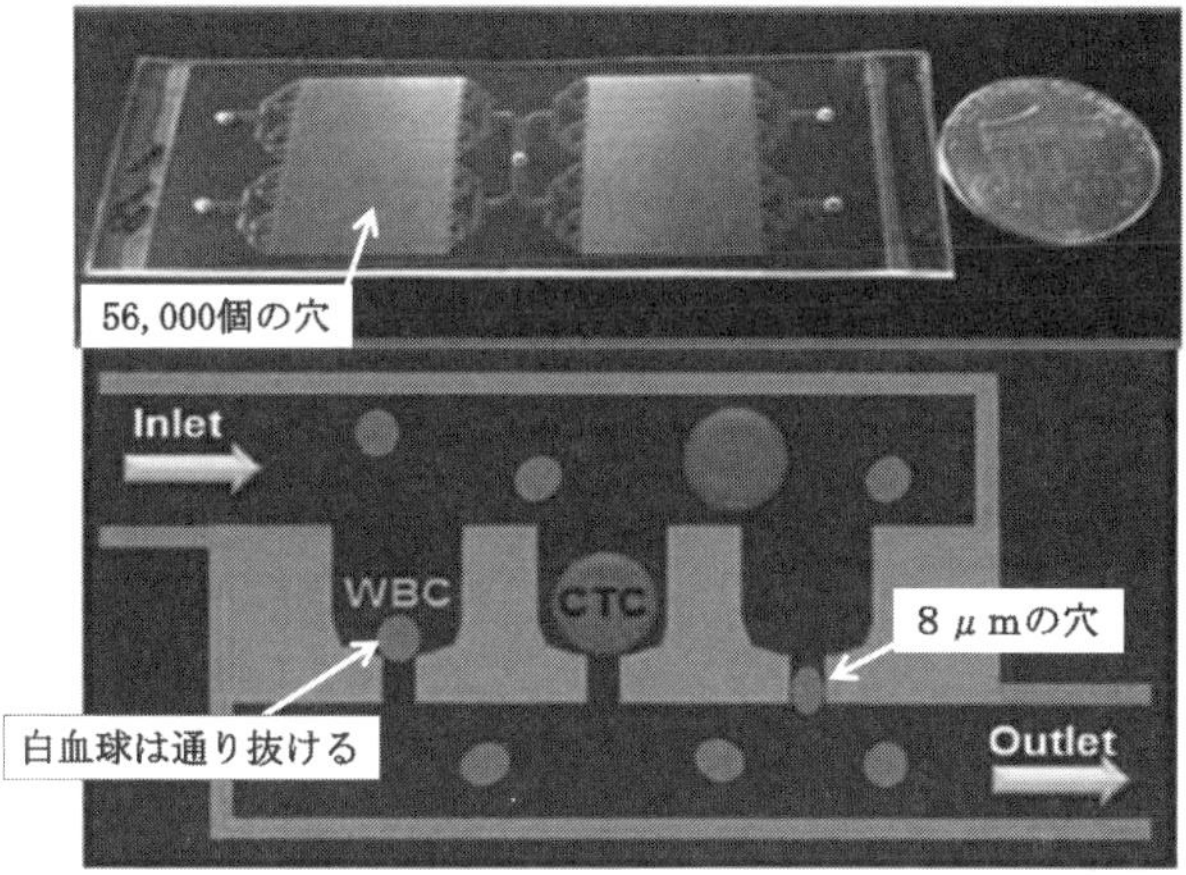

PLOS ONE,January25,2016,Volume11,Issue1,e0147400

ない」と言えます。

特殊CTC検査のメリットは、なんといっても「3㎜以下のがん細胞の存在を、検出できること」です。ステージ1になる前の「微細がん」であっても特殊CTC検査を用いたリキッドバイオプシー（液体生検）で、早期に発見し、治療まで行うことができます。

従来のPET-CTや腫瘍マーカー検査では見つけることのできなかった微細がんであっても当院の特殊CTC検査で見つけ出すことができます。

従来の画像検査でがん細胞が見つかる大きさは「約5㎜以上」であり、その大きさになるまでに10年近くもかかるとされています。

リキッドバイオプシーでは約1～2㎜の微細がんも発見することができるため、がんのリスクを最小限に抑えることが可能となるわけです。

すでに述べてきましたが、がんの大半は上皮がんであることから、がん細胞は本来、「上皮細胞」の特徴を持っています。

がん細胞（CTC）の検出感度

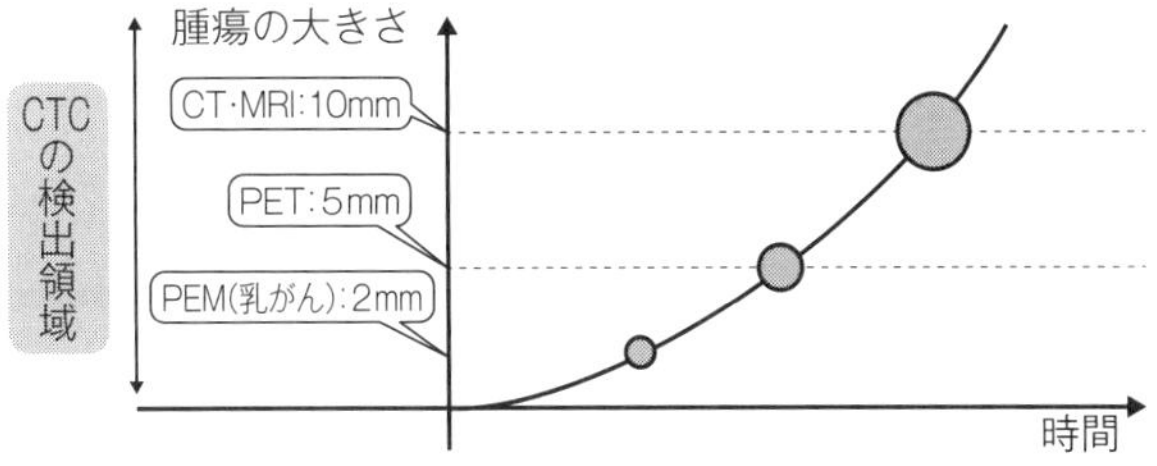

日本遺伝子研究所のHPより一部抜粋

上皮細胞とは、体表面を覆う「表皮」や、管腔臓器の粘膜を構成する「上皮」、外分泌腺を構成する「腺房細胞」、内分泌腺を構成する「腺細胞」などの総称です。

ところががん組織が発展するにつれ、がん組織の不均一な細胞集団の中で、上皮細胞としての形態や周囲細胞との細胞接着機能を失い、移動し、他の組織内に入り込む能力を得る「上皮間葉転換（Epithelial - Mesenchymal Transition: EMT）」という能力を獲得する細胞の亜集団が出現するようになります。循環する血液の中で、自身の細胞死を防ぐため、また新たな転移巣を形作るため、さまざまな環境に適応できる、バリエーションに富んだ表現の型を持っているのです。このタイプのCTCは循環中にも変化し、正常な白血球やリンパ球、血小板を伴い細胞塊（クラスター）を形成し、やっかいな幹細胞様の性質を獲得することが最新の研究であきらかにされてきています。これらの細胞の性質は、CTCの表層構造を染色することで特定することができます。

いずれにしろ、これらはがんの「転移」と「再発」、「抗がん剤治療抵抗性」という、がん治療の最も重要な課題に深く関与する現象であると考えられています。CTCを1個でも検出したらがん発症の疑い、がん転移の可能性があるといえます。

CTCが「がん幹細胞」である場合、抗がん剤では死滅しません。したがって、「Dr. Andy's Iodine LF ヨウ素療法」「自己免疫細胞治療」「遺伝子療法」で治療することになります。

次に特殊CTC検査に関する論文の報告を、2つご紹介します。

1．出典：「"Sentinel" Circulating Tumor Cells Allow Early Diagnosis of Lung Cancer in Patients with Chronic Obstructive Pulmonary Disease.」

がんを消去するためのエッセンシャル統合医療
ーリキッドバイオプシーによる治療効果の予測・予後のリアルタイム診断ー

がん細胞（CTC）の性質を調べる

8μmの穴に引っかかったがん細胞(CTC)を4色の色素で色分けします。

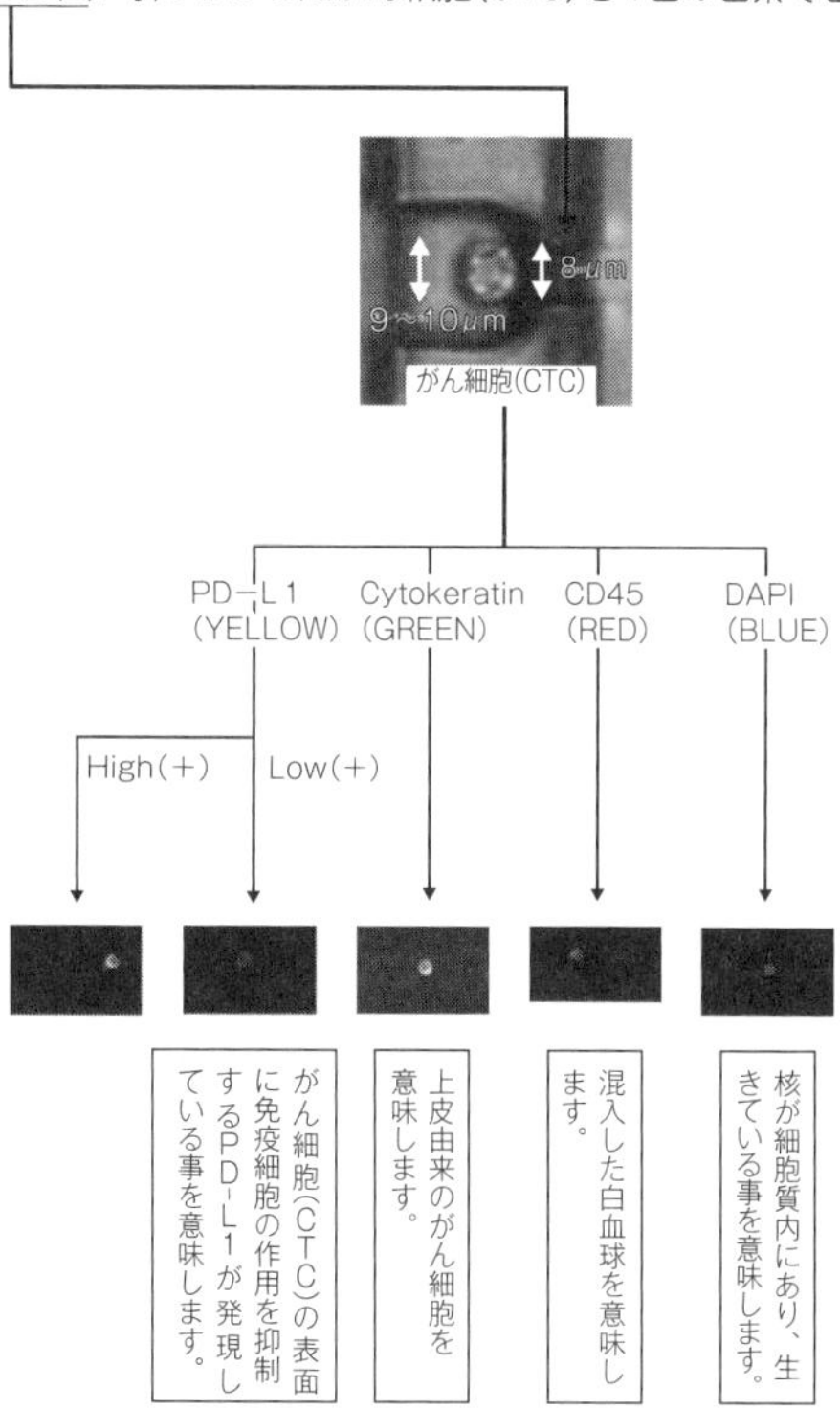
8μm
9〜10μm
がん細胞(CTC)
PD−L1 (YELLOW)
Cytokeratin (GREEN)
CD45 (RED)
DAPI (BLUE)
High(＋)
Low(＋)
がん細胞(CTC)の表面に免疫細胞の作用を抑制するPD-L1が発現している事を意味します。
上皮由来のがん細胞を意味します。
混入した白血球を意味します。
核が細胞質内にあり、生きている事を意味します。

Marius Ilie, et al. 2014, Plos One, Vol.9, Issue 10, e111597

【論文概要】

特殊ＣＴＣ検査によりＣＴＣ（血中循環腫瘍細胞）が検出された、「慢性閉塞性肺疾患を持つ人」が、５人いました。その５人は特殊ＣＴＣ検査の１〜４年後に、ＣＴスキャンで肺結節が検出されました。

早期肺がんと診断され、手術で切除しました。しかし術後12ヶ月後のＣＴスキャンおよび特殊ＣＴＣ検査では、５人の患者さんたちはいずれも腫瘍再発がなく、ＣＴＣは検出されませんでした。

2．出典：「Screening for Circulating Tumour Cells Allows Early Detection of Cancer and Monitoring of Treatment Effectiveness: An Observational Study.」

Karin Ried, et al. 2017, Asian Pacific Journal of Cancer Prevention, Vol.18,2275

【論文概要】

高リスク被験者のうち、１３２人でＣＴＣが検出され、そのうち24人は0.5〜10ヶ月以内の標準スキャンにより早期がん性病変が検出されました。

その132人中で、前立腺特異抗原（PSA）の値が正常レベルであっても、CTCが検出された男性の50％において、PETスキャンにより早期前立腺がんが発見されました。またその132人中の7人において早期の乳がん、黒色種、卵巣がん、腎臓がんが検出されました。

解説を加えておくと「PSA」とは「前立腺特異抗原」(Prostate-Specific Antigen)の略語で、前立腺から精液中に分泌されるタンパク質の一種です。PSA値が高いほど、前立腺がんの見つかる確率が高くなります。

このように特殊CTC検査により、超早期でがんを発見することが可能となりました。最先端の世界的な技術を結集させたこの検査法を、がんの「エッセンシャル統合医療」の療法と組み合わせることで、がん幹細胞を撃退できる可能性がアップするというわけです。

リキッドバイオプシーによる治療効果の予測・予後のリアルタイム診断

3D-微小流路デバイス法（Microfluidic Chip）とは

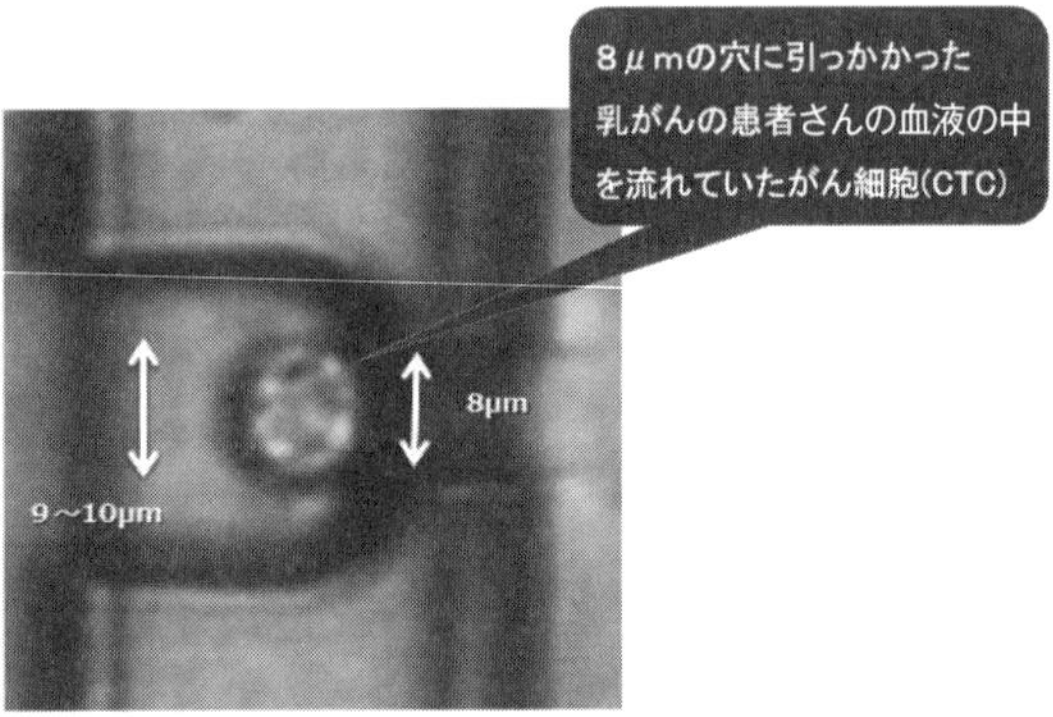

日本遺伝子研究所のHPより一部抜粋

もちろん、私たちのクリニックでは特殊CTC検査をいつでも行っています。

PET、CT、MRIなどでは、がん細胞が3㎜以上の大きさになるまで発見できませんが、特殊CTC検査であれば3㎜以下でも発見できます。「Dr. Andy's Iodine LF ヨウ素」の治療の前後に、特殊CTC検査の検査をすると、「Dr. Andy's Iodine LF ヨウ素」の効果を測定することが可能になります。代替療法であっても、その効果が数値化、可視化される時代になっていることを、覚えておいてください。

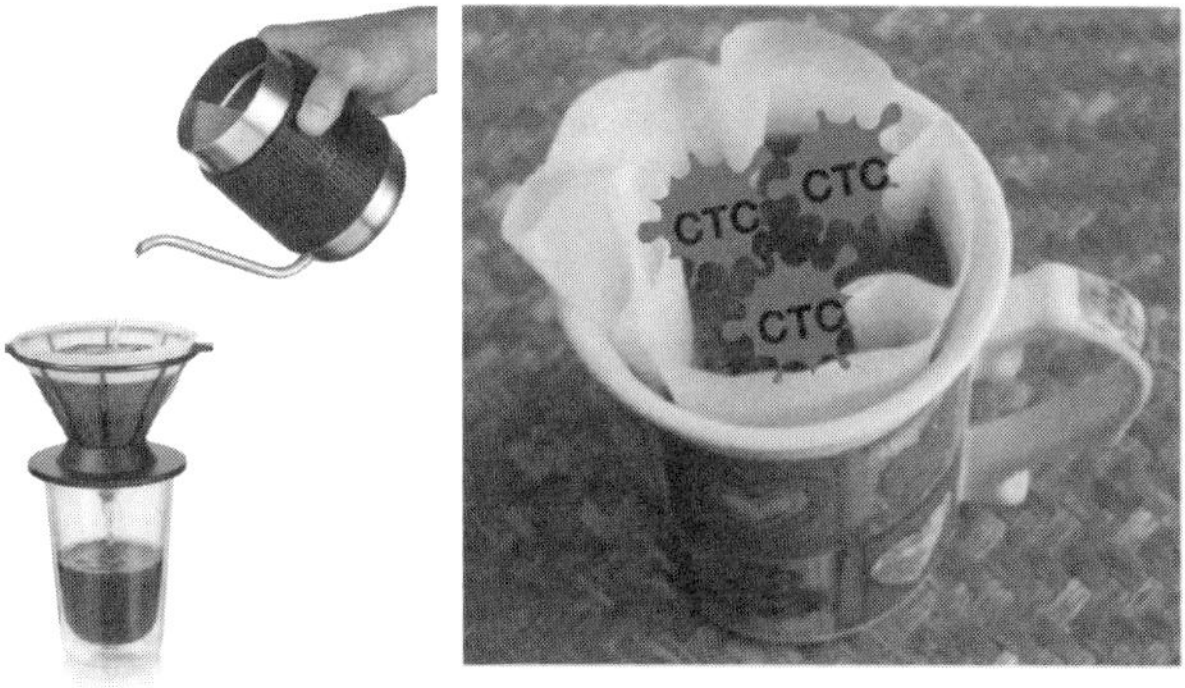

特殊CTC検査の原理は、コーヒーの「ろ過」の仕組みと、よく似ています。CTCという血中循環腫瘍細胞を、網目でこすことにより、「存在しているかどうかを突き止める」イメージです。

がん幹細胞ニッチ（微小環境）を知らないといけない！

前にも見た通り、がん幹細胞の周囲には正常幹細胞に存在するのと同様に微小環境「幹細胞ニッチ」が存在しています。

つまり、幹細胞ニッチは、正常幹細胞やがん幹細胞の〝ゆりかご〟の役目を果たす〝黒幕〟のような存在です。

がん幹細胞を取り囲む微小環境幹細胞ニッチを専門的な視点で見ると、「間質細胞・免疫細胞（白血球等）・血管内皮細胞・その他」が集まっていることが見てとれます。

そのような幹細胞ニッチはがん幹細胞にとって好ましい存在であるのは言うまでもありませんが、特に血液中では、がん幹細胞がニッチ細胞をつくり出し、それを自らの生息のために利用するという報告もあります。

そもそも、幹細胞ニッチとは、正常の組織幹細胞の生存・分裂を調節してくれるものです（ケガをした部位の修復等）。その「体にとってのありがたい機序」を、がん幹細胞は自身の生存・分裂に利用し、反映させているというわけです。

こうして、幹細胞ニッチによって、がん幹細胞は、免疫や低栄養、低酸素などに左右されず、確実に育っていきます。

また、幹細胞ニッチの性質が変化することで、がん幹細胞は急激に増加することもあれば、減少することもあります。ですから、進行性のがん治療を行う場合、このニッチ細胞の存在を決して忘れてはいけないのです。

最新の研究にも目を向けてみましょう。

幹細胞ニッチは、細胞毒性をもった抗がん剤から、がん幹細胞を守る〝盾〟としての機能を持っていることが、最近わかってきました。

そして、「cluster CTC」として解釈されている「CTM」(Circulating Tumor Microemboli) はその幹細胞ニッチの1つです。

耳慣れない話かもしれませんが、がん幹細胞の「ニッチ」こそが、がん退治の大きな障壁となっている点を忘れないでください。

成体幹細胞(正常)にも、がん幹細胞にも、次のような特徴があります。

・分化(単一であったものが、複雑化したり、異質化したりしていくこと)と、脱分化(細胞が、それらの構成している組織の特徴を失うこと)を行ったり来たりする。

・分化(複雑化、異質化)した細胞も、再プログラミングされ幹細胞に脱分化する。

・常にニッチに、一定量の幹細胞を存在させている。

またがん幹細胞には、次のような特徴もあります。

・EMT能力を獲得しているCTCは転移先に到達すると、今度は間葉系の性質から上皮状態へと復帰させる変化を起こす（ＭＥＴ：間葉上皮転換）。

つまり、がん幹細胞とは、非常に活発でダイナミックともいえる可塑性の性質を持っているのです。ですから、もし検査をできるのであれば、なるべく早期に行い、早期に発見することが理想的です。

リキッドバイオプシー（特殊ＣＴＣ検査）なら、がん幹細胞ニッチを見つけることができる

もちろん、近年のがん研究の分野でも、がん幹細胞とがん幹細胞ニッチ（がん幹細胞を育む微小環境）は大きなトピックスとなっています。

一例を挙げてみましょう。

東京大学医科学研究所分子療法分野・がん分子標的研究グループは、このほど、乳が

んのがん幹細胞が自ら増殖しやすい環境を作り出す分子メカニズムを発見しました。がん幹細胞は、培養すると直径100㎛程度の球状の細胞塊（スフェア）を形成します。このスフェアは、がん幹細胞ニッチとなって、がん細胞を増殖させることが知られています。

このような最新の研究から、「幹細胞ニッチ」は細胞毒性を持った抗がん剤から、がん幹細胞を守る〝盾〟としての機能を持っていることがわかってきました。そして、「cluster CTC」として解釈されている「CTM」は、その幹細胞ニッチの1つです。「cluster CTC」に対する攻撃は、これからスタンダードとなるべき、最先端のがん治療ではないでしょうか。

また、この研究グループは、がん幹細胞ができるルートの1つとして次のような指摘をしています。

「通常の組織を作る幹細胞や幹細胞の前駆細胞に遺伝子変異が起こり、がん化した場合に強い自己複製能を持つがん幹細胞となるのではないか。がん種ごとに特有のがん幹細胞があるというより、患者さんによって、がん幹細胞の由来や生まれ方は異なると予想している」

がんが限局している場合は手術でがん組織を切除したり、薬物療法や放射線療法で叩いたりすれば、がん幹細胞も成熟したがん細胞とともに切除され、壊されます。

しかしそれが何らかの理由で残ったり、離れた場所に隠れていたり、別の幹細胞に重大な遺伝子変異が起こったりすると、増殖や再発、転移が起こるというわけです。

解き明かされつつある、がん幹細胞やがん幹細胞ニッチの存在と機能に今後も注目し、広く一般の方にお伝えしていきたいと思います。

それが私の社会的な使命であり、喜びでもあります。

このように、特殊ＣＴＣ検査における重要性の１つは、がん幹細胞のニッチ（がんのゆりかご）を見つけることです。

リキッドバイオプシー（特殊CTC検査）の力を借りて、がんの消去を目指す

「CTCは血液1mℓあたりに含まれる約数十億個の血球に対して、数個から数十個程度しか存在していない」といわれ、これまでさまざまなCTC検出法が開発されてきました。

いずれにしろ特殊CTC検査の利点を再度まとめると、従来のがん組織を直接採取するバイオプシーにくらべ、低侵襲に採取できる。そのため、患者さんのがんの状態の経時的な評価が可能となり、がんの進行状態を具体的に評価することができます。CTCの数を測定し、CTC上に発現している細胞表層の染色、さらに遺伝子変異の種類と内容の検証を行うことにより、再発・転移を予測し早い段階で対策を立てることができます。また、定期的にCTC数やCTCの悪性度をフォローすることにより、治療効果の判断材料になります。

さらに、特殊CTC検査は従来のがんの診断法（PET-CT、MRI）とくらべてはるかに早期に発見することができるため、早期がんの病態把握をするために必要な情

報が得られることができます。PET-CTやMRIと併用することで、治療方針や効果を評価しやすくもなります。

このように、CTCを用いることで、医薬品の開発はもちろん、がん治療の未来が大きく発展する可能性があります。今後もさらなる研究が期待されます。

数年後のがん治療の現場では、さらに革命的な療法や検査法が主流になっている可能性だってゼロではありません。

がんを治療するということは、がん細胞を生きづらくする体の環境作り、食事、打ち勝つ免疫力など、さまざまな要因とアプローチが必要です。「薬だけ飲んでいればいつの間にか治る」ということは、現代医療では難しいものです。

「がんの消去」、「がんが住みにくい体づくり」を目指すエッセンシャル統合医療を、選択肢の1つとしていただければと思います。

次の第3章では、がんの「エッセンシャル統合医療」の個別の療法について、くまなく見ていきます。

がんのエッセンシャル統合医療

治療の流れ(例)

Step	項目	内容
Step 1	事前説明及び同意	がんのエッセンシャル統合医療を行うにあたって、治療の目的、安全性やリスク、そして効果について綿密に医師よりご説明します。患者さんと医師、両者の合意があって初めて、がんのエッセンシャル統合医療は行われます。
Step 2	治療前検査	治療前時点でのがん転移の範囲を見るため、治療前に特殊CTC検査（1回目)、他の一般的な検査（感染症検査含む)、腫瘍マーカーを検査します。
Step 3	Dr.Andy's Iodine LF ヨウ素治療	ヨウ素点滴×10日間、ヨウ素内服×10日間、オゾン×1回、高濃度ビタミンC×10日間、HHO×10回 ※可能な限り毎日実施（患者さんの症状を考慮：土日含む）します。
Step 4	中間検査 （治療効果測定）	ヨウ素治療後のがんの範囲を見るため、特殊CTC検査（2回目）を行います。基本、ヨウ素治療10日目の翌日に採血します。
Step 5	NKTアフェレーシス&細胞増殖開始	NKT細胞治療のため、アフェレーシスにより細胞を採取し、細胞増殖を開始します。 ※基本、Step4と同日に実施します。細胞増殖には1~2週間かかります
Step 6	NKT細胞投与	オゾン、高濃度ビタミンC、HHO、NKT細胞投与×4回
Step 7	治療後検査	NKT細胞投与後の効果を見るため、特殊CTC検査（3回目）を行います。
Step 8	在宅治療	治療後、6ヶ月間（推奨)、ヨウ素内服を行います。

第3章

がんの「エッセンシャル統合医療」の総解説

ヨウ素治療とは

日本では、がんになってしまったら、がん細胞を攻撃する治療を受けるのが一般的な考え方になっています。

しかし、人間の体には元来自然治癒力が備わっており、免疫力が適切に働いている限り、がん細胞が発生しても、増殖する前に排除されています。そして自然治癒が追いつかなくなったときに、がんが発病します。大きながんがあっても、いつのまにか消えてしまう例がまれにありますが、それは自然治癒力で治っているのかもしれません。

まだはっきりとした方法は見つかってはいませんが、がんを治すには、免疫力などの体の治癒力の活性化が大事だということに多くの研究者たちは気づいています。

がんになった場合、日本には三大治療の選択が一般的ですが、ほかに「代替医療」という選択もあります。海外では、代替医療がすでに主流になってきている国が多いです。本書で私が提唱しているがんの「エッセンシャル統合医療」も代替医療のひとつです。

がんのエッセンシャル統合医療とは?

↓

ヨウ素を中心とする
各種最新療法を組み合わせた治療

＋

リキッドバイオプシーによる治療効果の
測定・予後のリアルタイム診断

この第3章では、がんの「エッセンシャル統合医療」の全療法を、ご紹介していきます。最初にお話しするのはヨウ素についてです。

私が院内で製造して処方するヨウ素製剤「Dr.Andy's Iodine LF ヨウ素」を使ったヨウ素治療について、わかりやすく説明してみましょう。

ヨウ素は、私たちの体にとっては大変重要な元素です。よく知られているのは、甲状腺ホルモンとしての働きです。

海藻などに豊富に含まれるヨウ素は、ナトリウムと結合したヨウ化ナトリウム塩の形をしています。

甲状腺濾胞膜《ろほうまく》には、ヨウ化ナトリウム共輸送体（Sodium Iodine Symporter：ＮＩＳ）というヨウ素を取り込む輸送体があり、その働きによって、ヨウ素が積極的に取り込まれ、成長や代謝に重要な働きをする甲状腺ホルモンの材料として使われます。

しかし最近の研究によって、ヨウ素は甲状腺以外の唾液腺、胃粘膜、泌乳乳腺、脈絡叢《そう》（脳室の内壁にある器官で、脳脊髄液を産生・分泌する）、眼毛様体、涙腺、胸腺、皮膚、胎盤、卵巣、子宮、前立腺などの組織で、同様にＮＩＳによって積極的に取り込まれていることがあきらかにされています。

では、甲状腺以外でヨウ素はどのような働きをしているのか。これについても研究がされるようになり、甲状腺ホルモンの働き以外に、ヨウ素が生物にとってなくてはならない大きな役割を持つことが次々にあきらかにされてきました。

驚くべきことは、「地球上で生物が、単細胞の細菌から、多細胞の生物に進化し、その過程で、皆さまご存じのように海から陸に進出し、そして私たちヒトを誕生させた経緯に、ヨウ素がカギとなる役割を果たしてきた」という事実です。

それは生物進化が、無酸素状態であった太古の地球から、酸素が次第に作られ、大気に満ちるにつれて進行し、酸素を利用することで、より多くのエネルギーを作る仕組みを備えることに成功したからです。

その結果、単純な生物から、より複雑な生物として海から陸に進出することができ、今の姿になりました。

しかし酸素を使うことで、生物に大きな弊害を生じます。

すなわち生物の体を傷つける有害酸素（反応性酸素種・ＲＯＳ）が、どうしても発生することでした。

つまり酸素を利用することで、大きなエネルギーを獲得できますが、その副作用で体も傷つきます。

その弊害を解決したのが、なんとヨウ素の持つ大きな抗酸化能力だったのです。

実は私たち哺乳類をはじめとする高等生物にそなわっている甲状腺組織は、海に豊富に存在するが、しかし陸上では乏しいヨウ素を濃縮するために作られた器官なのです。

甲状腺ホルモンには2種類あります。

ヨウ素が3個結合しているのが、よく知られている成長、代謝の調整役を果たすT3甲状腺ホルモン。

そして甲状腺ホルモンにはもうひとつ、ヨウ素が4個ついた甲状腺ホルモンT4があります。

このホルモンの役割はあまりよくわかっていなかったのですが、最新の研究はまた、この甲状腺ホルモンT4が、ヨウ素の体内蓄積およびメインテナンスにかかわることをあきらかにしました。

つまり私たちの体は、甲状腺ホルモン以外のヨウ素の役割を必要としているのです。

その大きな役割が、抗酸化作用というわけです。

その作用にも関連して、さらに、とてつもない大きな役割があることが最近の研究でまたわかってきました。

日本ではまったく研究されていませんが、海外の研究者が注目している、抗腫瘍作用

がん細胞とがんの幹細胞の消去

-ヨウ素のがんに対する「直接作用」-

ヨウ素は電気陰性度（電子を引きつける強さ）が低く、電子を53個も持っているので、生体内でヨウ素は、「**直接作用**」として電子が不足しているためにがんなどの生活習慣病の原因となっている**活性酸素**（ヒドロキシラジカル等）**の除去**に貢献しています。

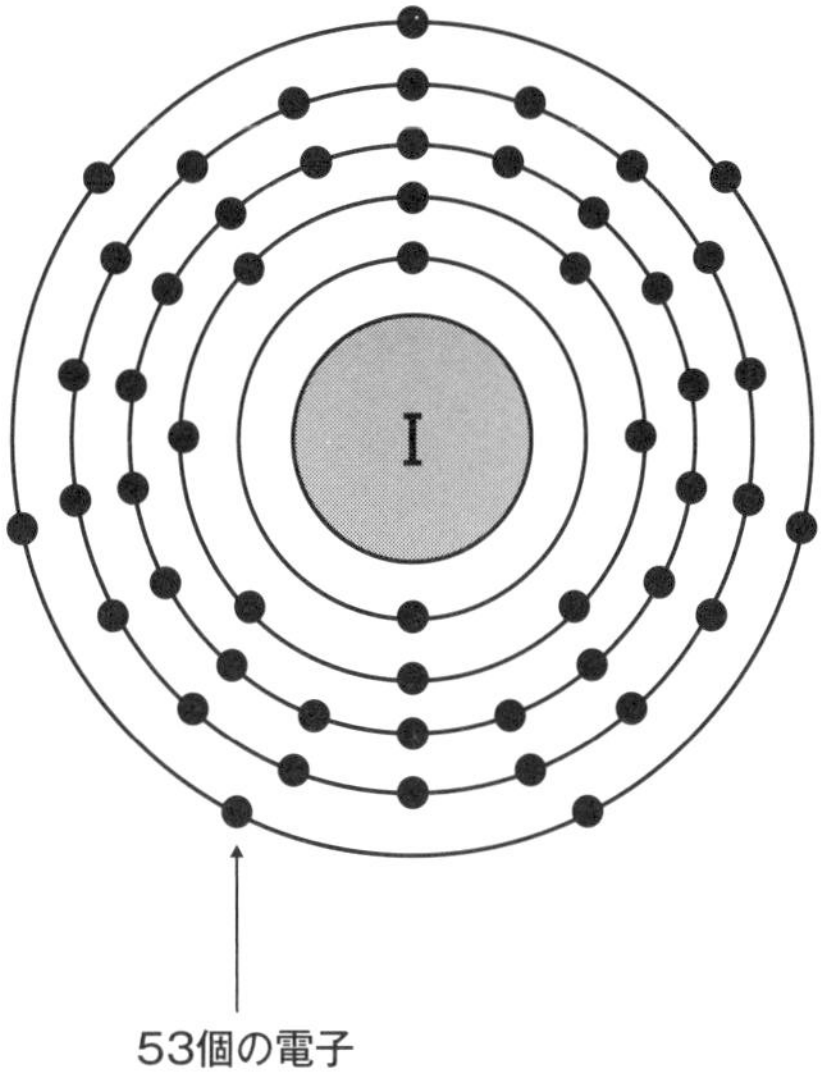

です。

より具体的には、これらの抗腫瘍効果には、「直接的な作用」と「間接的な作用」の2つの作用があり、この2つの作用によってがん細胞（または、がん細胞とがん幹細胞）を攻撃していることが種々の研究であきらかにされつつあります。

まずがん細胞が、正常細胞にくらべて積極的にヨウ素を取り込むことがわかってきました。そしてがん細胞に特有の反応で、ヨウ素ががん細胞内で、非常に活性の強いヨウ素化合物に変化します。

そしてまずはヨウ素の「直接作用」として、ヨウ素の持っている酸化／抗酸化の特性によって、ミトコンドリアの膜電位が乱され、ミトコンドリア介在性アポトーシス（細胞の自然死）を引き起こします。

そしてヨウ素の「間接作用」として、がん細胞の核内のがん増殖や制御に関する遺伝

がん細胞とがんの幹細胞の消去
―ヨウ素のがんに対する「間接作用」―

ヨウ素は、がん細胞内に積極的に取り込まれ、がん細胞に多い膜脂質のアラキドン酸と反応しヨウ化ラクトン（6-IL）を形成します。

↓

このヨウ化ラクトン（6-IL）が、がん細胞の分裂をストップさせ、アポトーシス（細胞の自然死）を誘導し、細胞を正常化し、転移性を消失させます。

子群の発現制御に作用し、増殖を阻害し、アポトーシスを誘導し、分化を促進し、そしてとても重要なことですが、がんに特有の転移する能力、これを阻害することがあきらかにされました。

当院では、私がみずからヨウ素製剤を処方し、「Dr. Andy's Iodine LF ヨウ素」として用いています。

そして多くのがん患者さん（ほとんどが末期）やその他の疾患の患者さんが、「Dr. Andy's Iodine LF ヨウ素」治療であきらかな改善が見られます。

また、これまでの抗がん剤を中心とする標準療法で見られるさまざまな重篤な副作用が見られず、非常に優れた治療結果を出しています。

ただし治療中には、さまざまな副反応が起こることもあります。たとえば次のようなものです。

・発熱

POINT

Dr. Andy's
Iodine LFヨウ素療法の
優れているポイント

1. がん細胞のみを殺すことができる
2. 正常細胞を傷つけない。むしろ、活性化させる
3. 副作用（薬害）が少ない
4. 耐性がない
5. 体内での蓄積性がない

・皮膚の湿疹など
・下痢
・リンパ節の腫れ
・局所の疼痛
・腫瘍マーカー値の急激な上昇

全身的な発熱は、とくに注射による治療を行った際に、また、局所の疼痛はがんのある箇所で起こります。

しかしながら、これらの副反応は一時的なもので、時間の経過とともに軽減・消失します。

腫瘍マーカー値の急激な上昇は、腫瘍細胞が一気にたくさんの数が壊れた際

に、がん細胞が持っている腫瘍マーカーが一気に放出され、これが血液の中に入ることで起こることによるもので、ときに値は一気に3倍から5倍上昇します。

これらは副反応であり一時的なものです。時間と共に軽減したり反応が出なくなったりするので心配することはありません。

また心配されるのは甲状腺の機能への影響と思いますが、甲状腺は過剰なヨウ素に遭遇すると、ヨウ素の取り込み口を一時的に閉じてしまいます。

これを「ウォルフチャイコフ効果」といいます。したがって一定以上のヨウ素の取り込みは起きません。実際にこれまでにヨウ素投与した患者さんに甲状腺機能の異常は見られていません。ただし甲状腺機能に異常のある場合は、原則ヨウ素は投与しません。

【「Dr. Andy's Iodine LFヨウ素」の投与方法】

①内服

・がん、難治性疾患、その他疾患全般

・末期がんを含む各種がん

②注射・点滴

・末期がんを含む各種がん

次のような患者さんには、慎重投与をおすすめします。

・慢性甲状腺炎
・甲状腺機能亢進症
・先天性甲状腺ホルモン産生障害
・高齢者への投与

【患者さんの声】

――がん治療を行っていましたが抗がん剤も放射線治療も思ったように効果が得られず、知人に「Dr. Andy's Iodine LF ヨウ素」をすすめてもらい、高濃度ビタミンC、大量自家血オゾン療法と点滴を数ヶ月試してみました。
すると、各腫瘍マーカーの数値の改善が見られました。

治療の流れ

診察

**専門医が診察を行い、
ヨウ素治療が適用できるかどうかを
判断いたします。**

点滴

**適用できる場合、
点滴を行います。**

点滴は1日1回～2回、1～2週間行います。
高濃度ビタミンC、大量自家血オゾン療法
も期間中行います。
※点滴の頻度や期間は、患者さんの状態に
より異なります。上記はあくまで一例です。

治療プラン

**治療の評価を行い、
今後の適切な治療プランを
ご提案いたします。**

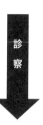

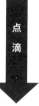

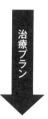

初めは信じられませんでしたが、身体の調子も良く、このまま「Dr. Andy's Iodine LF ヨウ素」治療を続けていければと思います。（50代男性）

――ハードワークで身体の免疫が低下しているのか、風邪を引きやすかったり体調を崩しやすくなりました。「Dr. Andy's Iodine LF ヨウ素」が体に良いという話をネットで見て、内服してみることにしました。すると風邪を引くこともなくなり、日々健康的な生活を送れるようになりました。

今でも定期的に服用するようにしています。（30代女性）

【よくいただく質問と、そのお答え】

Q．内服量を多くすれば早く治りますか？

A．身体が利用できる「Dr. Andy's Iodine LF ヨウ素」の量は、限られています。

多く服用したところで、約2時間後には代謝されてしまいますので、「1回30㎖、2時間おきで8回」がMAXと考えてください。

ABOUT

Dr. Andy's Iodine LF ヨウ素療法とは?

ヨウ素は新陳代謝機能を活性化し、免疫力を高め自然治療力を引き出す効果が非常に高いです。

末期がんを含む各種のがんだけでなく
以下の病状の改善に作用します。

- 糖尿病
- 腎臓病
- 脳や心臓などの血管障害
- 自己免疫性疾患
- アレルギー疾患
- エイズを含むウイルス性疾患
- 細菌感染
- てんかんなどの脳疾患
- 難治性疾患

etc.

さらに、健康維持のためや病気予防などにも役立ちます。
※甲状腺機能亢進症（バセドウ病）の方は要相談。

Q.「Dr. Andy's Iodine LF ヨウ素」療法の効果が現れるのは、平均でどのくらいでしょうか？

A.「Dr. Andy's Iodine LF ヨウ素」の効果は早い人で、自覚症状として2～3日です。

もちろん個人差はあります。

多くの場合、1ヶ月で何らかの変化を感じ取れると思います。

血液データ、画像診断による変化は最低1ヶ月と思われます。

治療をスタートして3ヶ月で改善が見られない場合は、残念ながら効果はないものと考えられます。

Q.「Dr. Andy's Iodine LF ヨウ素」療法が特に強いがん、あるいは弱いがんはありますか？

A.一般的に述べるのは非常に難しいことですが、胃がん、肝臓がんなどに強いです。

また、肺がん（特に腺がん）は最近、著効例が出てきています。

膵臓がん、胆嚢・胆管がんは、劇的な効果を得たケースはあるものの、依然として難しいがんであることに変わりはありません。

また、乳がんは前述のとおり、ケースバイケースであり、治療効果の差が激しいのが現状です。

Q.「Dr. Andy's Iodine LF ヨウ素」の味はどのようなものですか？ 誰でも飲めますか？

A. 個人差はありますが、少しにがいというのが正しいでしょうか。
抗がん剤治療の副作用で、味覚が変化している患者さんには、問題なく飲めるようです。今まで、飲めなかった方はいらっしゃいませんでした。

飲みにくい場合は、水で薄めることをおすすめしています。

ただし水道水は、塩素が入っているためヨウ素と反応してしまい、ヨウ素の効果を弱めてしまいます。ヨウ素服用後、味のついたものを飲みたい場合は、最低5分ほど時間をあけてから飲むことをおすすめします。

Q．抗がん剤などの病院の治療と、サプリメントとの併用はできますか？
A．「Dr. Andy's Iodine　LF ヨウ素」は、他の治療法の邪魔をするものではありません。サプリメントも特に問題ないと考えています。

Q．「Dr. Andy's Iodine　LF ヨウ素」療法は、一生続けるのですか？
A．そんなことはありません。がんが治ったらやめてよいです。ただし、がんになる前の生活を見直し、改善できる点は改善しましょう。また、再発の可能性がないわけではありません。定期的に検査を受けるようにしてください。

Q．「Dr. Andy's Iodine　LF ヨウ素」と他のさまざまな療法を組み合わせることが多いようですが、併用すると効果が出るのは、どのような場合ですか？
A．各療法とも、がんを攻撃する作用機序が異なります。
患者さんのがんの状態を診ながら、患者さんとご相談し、納得できる組み合わせの治療を決定します。

Q.「Dr. Andy's Iodine LF ヨウ素」療法ができないケースはありますか?

A.ヨウ素は甲状腺に取り込まれるため、甲状腺機能に異常がある場合は、慎重に使わなくてはなりません。甲状腺機能を正常化させる治療が優先されます。

Q.日本人は、元々ヨウ素をたくさん取っているといわれていますが「Dr. Andy's Iodine LF ヨウ素」を取り入れることで甲状腺の病気になるなど身体へのリスクはないでしょうか?

A.おっしゃるように日本人はヨウ素を多く含む海藻を好んで食べるため、ヨウ素を過剰に摂取しがちと言われています。実際に「世界保健機構(WHO)が定める1日あたりの許容摂取量の10倍以上の量を日常の食事からとっている」とのデータも報告されています。しかしそれで日本人全体に、甲状腺機能障害が特に多いということはありません。もともと甲状腺にはヨウ素が過剰になるとその取り込みを制限するシステムが備わっています。したがって、ご質問にある、過剰のヨウ素を体内に取り入れることで甲状腺の病気になるということは考えにくいです。

アメリカでは、女性特有の疾患で乳腺に良性のしこりができて腫れ、周期的に乳房痛になる疾患、線維嚢胞性乳腺症に、ヨウ素を投与し改善した成績を示した大規模な臨床研究論文がありますが、その時にかなり高い濃度のヨウ素を1年以上投与した群でも、甲状腺機能に異常をきたしたとの副作用は得られていません。

したがって「Dr. Andy's Iodine LF ヨウ素」は、用法用量を守って服用されれば、甲状腺の病気になるということは考えにくいです。

余談ですが、「海藻をよく日常的に摂取する日本人は、欧米人にくらべ、乳がんや前立腺がんの発生率が極めて低い」という疫学成績があり、副作用どころか、むしろがん発生予防に大きな役割を果たしていると言えるでしょうし、また海藻には免疫力を高めるフコイダンなどの成分や、腸内細菌の善玉菌の活動を高める働きもあります。

日本人と米国人の1日あたりの平均ヨウ素摂取量と乳がん発生頻度

ヨウ素は海藻に多量に含まれ、
日本人は伝統的に海藻を多く食べる

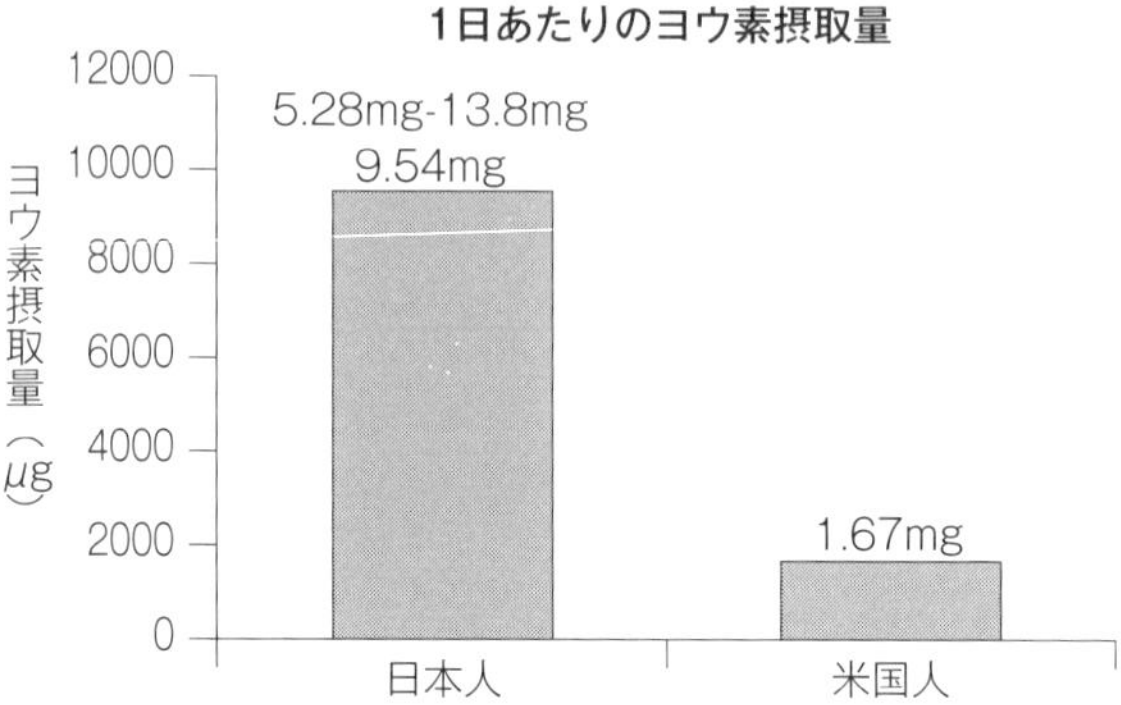

Parker SL, Tong T, Bolden S, Wingo PA. CA Cancer J Clin 1997:47:5-27

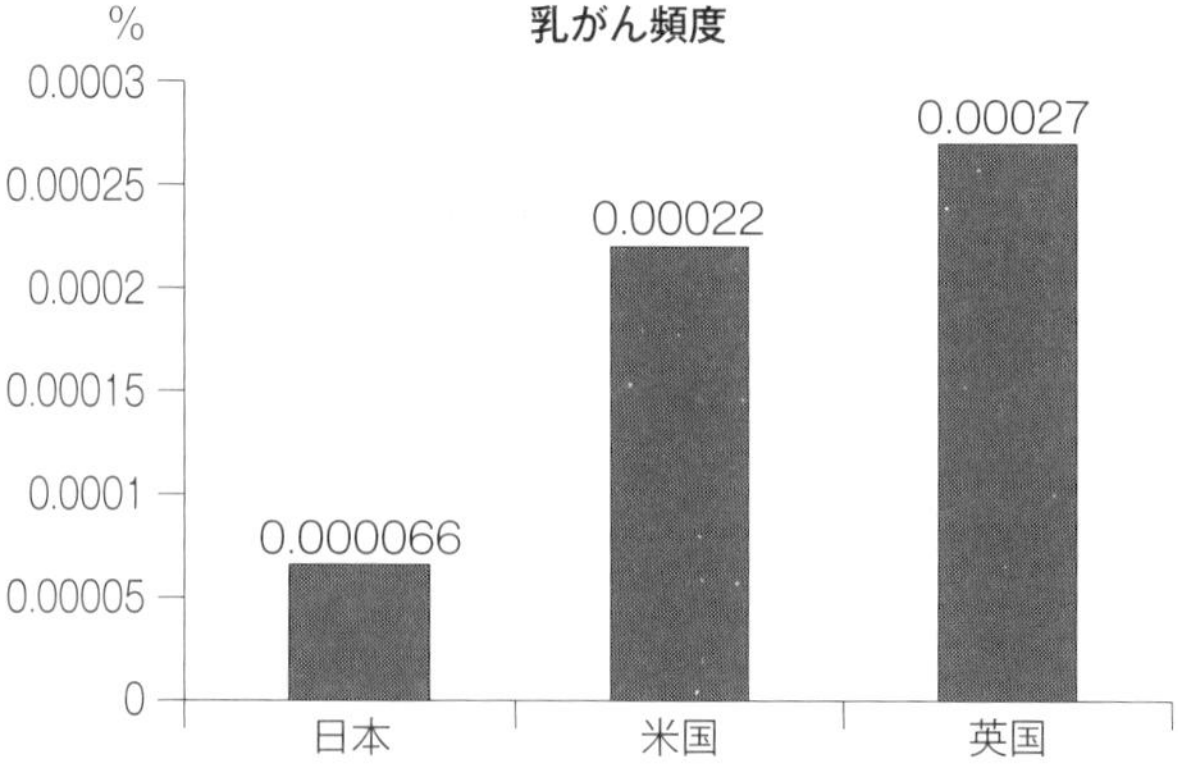

昆布だけからでも、1日あたり
7mgのヨウ素を摂取

Fuse Y, Saito N, Tsuchiya T, et al. Thyroid 2007;17:145-155.

ですので、がんの「エッセンシャル統合医療」の「Dr. Andy's Iodine LFヨウ素」投与で、がんが改善された後、その服用をやめても、がんを誘発しやすい肉食を極力減らし、青魚や大豆食品、野菜を中心に、そしてヨウ素を多く含む海藻を摂取し、同時に適度な運動を行い、また正しい睡眠サイクルを守り、がんの発生を抑える日常生活をしていただければと思います。

朝起きて、夜寝るという睡眠のサイクル、「サーカディアンリズム」を守ることは、交感神経、副交感神経のバランスを保ち、体の恒常性を維持する上で、実はとても重要なのです。夜勤の多い看護師さんには「がんの発生率が統計的に有意に高い」という報告もあるぐらいです。

免疫細胞療法とは

がん免疫細胞療法は、今や「外科療法」「放射線療法」「化学療法」に並ぶ第4の治療法といわれ、注目を集めています。

２０１４年に再生医療等の安全性の確保等に関する法律が施行され、従来の「低分子化合物」からなる化学的な合成物による薬や、バイオ医薬品としての抗体医薬に加え、「細胞・再生医療」が法整備によって適切に提供されるようになりました。

細胞・再生医療とは生体の細胞組織そのものを用いる「細胞治療」と、組織や臓器の再生を目指す「再生医療」のハイブリッド、つまり、生体の細胞組織を用いて生体組織の再生を図るという治療法です。そして、細胞・再生医療技術を、免疫の領域に適用し、自分の細胞組織を使って免疫機能を本来持つ状態まで改善し、病気や、がんを克服する治療法が「がん免疫細胞療法」です。

患者さんの自己細胞を使い、ナチュラルに免疫を改善し、がんに対応していく、副作用が非常に少ない治療法で、日本が世界に先駆けて研究を発展させ、実用化に取り組んでいる最先端の医療技術です。これまで医薬品化が困難であった自己末梢血由来の細胞製剤を用いたがん免疫細胞療法は、今後の発展が期待されています。

そもそも「免疫」とは、体外から皮膚や粘膜を通じて侵入してくる敵（細菌やウイルス）や体内で発生する異物（がん）を感知し、防御して病気から保護する、生体の最も基本となる防御システムのことです。多くの機能が集積して、細胞や組織や臓器が複雑に連係して働きます。

もし、免疫が機能しないと、生体は生存することは不可能となります。昨今、さまざまな化合物による薬品が開発され、また遺伝子の機能を利用した治療法も開発されています。しかし、免疫は生体が持つ本来の力であり、これを取り戻すことが健康への最も安全な近道と言えます。

たとえばウイルスや細菌など病気の原因になる病原体が体内に侵入した時、体の細胞は「自分とは違うものが入り込んだ」と判断し、排除しようとします。それらは、「樹状細胞」や「マクロファージ」「T細胞」「NK細胞」などと呼ばれており、これらの細胞を総称するのが免疫細胞なのです。

免疫細胞は、がん細胞にも立ち向かうので、健康であれば、日々2000～5000個発生しているがん細胞を初期の段階で排除し、私たちの健康を守ってくれています。

免疫細胞療法とは、免疫細胞を体外で培養・加工して体内の元に存在していた場所に戻し、全体の免疫機能を改善してがんに立ち向かおうという治療法です。副作用がほとんどないことが利点です。

もちろん、私のクリニックでは、その患者さんに最適な免疫細胞療法を提案し、施術を提供できます。それは当院が、厚生労働省が認定した認定再生医療等委員会によって、安全性、有効性等について審査を受け、再生医療第三種の再生医療等提供計画を提出、受理され登録した公認の医療機関であるからです。免疫細胞療法は、どこのクリニックでも行えるわけではありません。

免疫細胞療法の種類について、具体的に見ていきましょう。

◆NKT免疫細胞療法

実は、免疫細胞療法の考え方は20年以上前から存在し、すでに発見されていたナチュラル・キラー細胞（NK細胞）やキラーT細胞（T細胞）を用いて実践されてきました。しかし時代的な背景もあり、科学的なデータが必ずしも十分ではないともいわれ、時により、民間療法的な取り扱われ方をされてきました。

免疫には2つの機構が存在します。1つは「自然免疫系」といわれる、常に体内をパトロールし、異物を見つけると素早く攻撃を仕掛ける免疫機能です。後で細かく説明する獲得免疫の総攻撃が始まるまで、最前線で徹底的に応戦してくれるのです。主に、NK細胞によって働きます。

もう1つは、「獲得免疫系」です。これはT細胞の働きによるもので、がんやウイルスの抗原を見つけるとそれに対して抗体を作り出し、それにより攻撃する免疫機能です。しかし、もう1つ特別な細胞が存在します。これらの両方の免疫系の機能を併せ持っているという特殊な免疫細胞です。これが、NKT細胞です。

NKT細胞の名称は、これが由来となっています。「NKT細胞」は、万能な〝スーパースター〟そのものです。「自然免疫から獲得免疫への橋渡しを担い、免疫系全体を活性化することで、抗腫瘍免疫を増強する役割を担っています。

もう少しわかりやすく「自然免疫」「獲得免疫」とは、何か、お話ししてみましょう。

私たちの体内では多くの免疫細胞がチームを組んで作戦を立てて、破壊力抜群の総攻撃で異物をやっつけてくれます。しかも、一度やっつけた異物の攻略法を覚えておいて、次回からはダメージを受ける前に撃退してしまうというシステムでできています。

これを、病原体が組織の表面に提示する「抗原」を目印にして、これに対して免疫細胞が「抗体」を作ることにより行われます。さらに、獲得免疫系は、がん抗原に特異的な抗体を持つ免疫細胞を数十億倍に増やします。なぜT細胞が「獲得免疫のエース」かというと、獲得免疫系の総攻撃の大作戦に参加する免疫細胞の中で、中心的な存在となるのがT細胞だからです。

ただし「獲得免疫」は、異物の特徴と攻略法を分析して、武器を作ったり、あちこちに散らばっている免疫細胞を大勢呼び寄せてから総攻撃を始めたりするため、時間がかかります。その欠点を補ってくれるのが「自然免疫」というわけです。

「自然免疫」は、個人技で活躍します。パトロール中に異常を見つけると、それが異物かどうかを判断し、「異物」と決まればすぐ攻撃をスタートします。獲得免疫の総攻撃が始まるまで、最前線で徹底的に応戦してくれるのです。自然免疫を担当する免疫細胞の中で殺傷能力が最も高いのが、「ナチュラル・キラー」という名のNK細胞です（「生まれながらの殺し屋」という意味になります）。

しかし、NK細胞や、T細胞を使った従来の免疫療法には、弱点があります。

これまで、それぞれの免疫細胞を患者さんの体外に取り出して培養し、数を増やし、体内へ戻すという方法が取られてきました。しかし、新しい治療法である、後述する「NKT細胞標的治療」にくらべて十分な効果が得られることはありません。その理由の大きな点は、体外で培養して増やした免疫細胞は体内へ戻しても数日しか生存できずに死んでしまうので、効果が長続きしないからです。

また、がん組織は沢山の種類のがん細胞から成り立っていて、NK細胞を用いた場合でもT細胞を用いた場合でも、いずれの場合でも必ず幾つかの種類のがん細胞は生き残ります。

つまり、全ての種類のがん細胞を死滅させることはとても困難なのです。さらに、がん細胞は体内で変異を続けます。あるがん細胞の抗体を持ったT細胞が増えたとしても、その間にがんは別の型に変異しており、追いつくことは難しいのです。

これに対して、「ＮＫＴ細胞」は１９８０年代後半に発見され、その後、理化学研究所と千葉大学を中心として、アカデミアにおいて基礎的かつ臨床的な研究が進められてきました。世界でも日本がリードしています。そして実用化されたのがＮＫＴ細胞を用いた「ＮＫＴ細胞標的治療」であり、私のクリニックが提供している「RIKNKT」なのです。

ここで、ＮＫＴ細胞について少し細かく説明をしましょう。ＮＫＴ細胞は、上述のように最近になって発見され、そしてその機能が理解されてきた、特殊な免疫細胞です。その数は極めて少なく、血液のリンパ球の中にわずかに０・１％も存在しません。しかし、他の免疫細胞を司る司令塔、あるいは免疫機能の起爆剤とも言えるものであり、ＮＫＴ細胞を欠損したマウスやヒトは弱い病原体に対しても無力で、簡単に死んでしまうという、重要な免疫細胞です。

私のクリニックが提供する「RIKNKT」は、理化学研究所発バイオメディカル企業の理研免疫再生医学という会社が開発したNKT細胞を活性化する技術を導入したもので、効率的に体内のNKT細胞を活性化して、それにより総合的に人の免疫機能を改善し、がんを攻撃する治療法です。ここで理解していただけると思いますが、NKT細胞標的治療という風変わりな名称は、体内のNKT細胞をターゲットにするということからつけられています。

NKT細胞標的治療は、動物実験で確かな効果が認められ、実際のがん患者さんによる臨床研究でも有効性が証明されています。そしてこのたび、厚生労働省から「再生医療」の認定を受け、ついに一般の患者さんに向けての治療が開始されました。

NKT免疫細胞療法の作用について、くわしく説明しておきましょう。その作用は以下の通りです。

①NKT細胞は体内で一度活性化するとIFN-γ（インターフェロンγ）というサイトカインを大量に産生します。それによりNK細胞やT細胞が活性化され、NKT細胞は自らがんを攻撃するとともに、活性化されたNK細胞やT細胞もがんを攻撃するよう

になります。

②活性化したNKT細胞によって作り出された免疫の記憶は長期にわたり体内で記憶され、働き続けます。

③NKT細胞は、アルファガラクトシルセラミド（アルファ・ガルセル）という糖脂質でできた抗原とそれを提示するCD1－dという抗原提示分子の複合体を認識して活性化されます。このCD1－dはヒトという種族に1種類しか存在しない分子のため、NKT細胞の働きは万人に効果があると考えられています。

繰り返しになりますが、がん細胞は人の体内で毎日2000～5000個発生しています。発生原因は、老化や加齢によるホルモンバランスの変化、ストレスや発がん物質等の蓄積、感染症などによる、細胞の遺伝子の損傷です。これにより、細胞が分裂を停止（細胞死）する機能を失い、他の組織にダメージを与えながら増殖し始めます。健康であれば、こうした細胞は初期の段階で免疫機能により排除されますが、免疫機能が低下すると、細胞が増殖してがん組織を作り出します。そして正常な全身の新陳代謝を無視して自律的で勝手な増殖を続けます。

がんは、がん組織まで成長すると、幾つもの方法を駆使して、がん組織の中を免疫不全の状態にして免疫機能を正常に働かなくさせます。これが、「がんの免疫抑制機能」です。たとえば免疫細胞は、免疫機能が暴走して生体の自己組織を破壊してしまわないように自分の免疫機能を抑制する自己防御の機構を持っています。この機構を免疫チェックポイントと呼びますが、がん細胞はこの機構を逆に利用して免疫細胞ががん細胞を攻撃することを抑えてしまいます。言わば、がん細胞が正常の自己細胞のふりをするのです。

これに対し、がんのこの機構を抑えるのが、免疫チェックポイント阻害薬です。免疫チェックポイント阻害薬としては、抗PD－1抗体であるオプジーボが有名ですが、免疫チェックポイントはCTLA－4など、これ以外にも複数あります。さらに、がんは免疫抑制細胞を作り出してさまざまな免疫細胞の機能を抑制します。これらにより、正常な免疫機能は奪われます。この時、後で述べますが、免疫細胞の司令塔、免疫機構の起爆剤とも言えるNKT細胞はがんに対して反応していないのです。しかし、外からN

ＫＴ細胞を活性化する物質を与えることで、活動していなかったＮＫＴ細胞を活性化させ、がんのこれらの免疫抑制機能を抑え、がん組織の中で免疫機構が働き出すことを可能にするのです。これが、「ＮＫＴ細胞標的治療」です。

ＮＫＴ細胞は、細菌やウイルスといった病原体が体内に入ると、その病原体が出すタンパク質を認識してその周辺に集まります。そして、病原体が出すＮＫＴ細胞の活性化物質により活性化され、上述のようにさまざまな免疫細胞を活性化し、あるものは数十億倍にまで増殖させ、総合的に病原体を攻撃します。そしてその病原体に対する攻撃力は体内で長期にわたり保存されるのです。しかし、がん細胞は、元は自己の細胞であるため、病原体のようにＮＫＴ細胞を活性化させる物質を出しません。このため、ＮＫＴ細胞にがんを攻撃させるためには、人の手によりＮＫＴ細胞を活性化させてあげることが必要になります。

ＮＫＴ細胞は、免疫細胞の司令塔、免疫機構の起爆剤とも言える重要な存在ですが、実は、それ故に、ＮＫＴ細胞には免疫を亢進させる力も、必要以上の免疫力を抑えて免疫細胞が自分の組織を痛めつけないようにする力も、同時に授けられています。がんを攻撃する目的であるだけなら、免疫力を亢進させるとともに免疫を抑制する力を失わせてしまうということで良いかもしれません。即ち、NKT細胞の機能を一方に偏らせるということです。しかし、これも上で述べましたが、人間の免疫機構は極めて沢山の仕組みが集積され、多くの細胞や組織、臓器が連携したシステムであるので、これをどちらか一方に人工的に偏らせることによる影響は未知の領域です。たとえば、人間には多くの自己免疫疾患があります。まだ解明されていない難病や、1型糖尿病、ある種の腎症、筋無力症などには免疫システムが関与しているといわれています。

RIKNKTは、NKT細胞を活性化させ、がんを攻撃することを可能にしながらも免疫機構のバランスをできるだけ自然の状態で残したいという考え方から成り立っています。

そのため、RIKNKTでは、NKT細胞の活性化のためにアルファ・ガルセルという天然の物質を使っています。アルファ・ガルセルは、日本の暖かい海に繁殖する藻の中に含まれる糖脂質からなる化合物です。私のクリニックで提供するRIKNKTに用いられているアルファ・ガルセルは、ＧＭＰ基準に準拠して製造されたもので、とても安全性が高いレベルの高い品質となっています。このアルファ・ガルセルは、流通ルートも明確化され、RIKNKTの安全性の高さを保証するものとなっています。RIKNKTを提供する医療機関が使用するアルファ・ガルセルは全て理研免疫再生医学が製造した正規品です。

昨今では、ＮＫＴ細胞についてのさらに新しい研究も進められています。ＮＫＴ細胞は、その数が非常に少ないのに、がんと戦う能力がずば抜けています。「もし、その数を増やすことができれば、もっと強力になるのではないか」という視点から、研究が進められているのです。

「未来のＮＫＴ細胞標的治療」で主役となるのは、あの有名な「ｉＰＳ細胞」（人工多能性幹細胞）の技術です。ノーベル生理学・医学賞を受賞した山中伸弥先生の研究として、一躍有名になりました。

一例を挙げると、2020年1月、次のような報道がありました。

千葉大学では、「患者さんではない第三者（他人）」のNKT細胞からiPS細胞を経由して、NKT細胞を増殖させ、患者に投与する治療法を、理化学研究所と共同研究しているそうです（そもそもNKT細胞は、1986年に当時千葉大学教授だった谷口克氏によって発見されたものです）。

マウス実験やヒトのがん細胞を使った基礎実験では、咽頭をはじめ、肺、大腸、白血病など、6種のがんに対する有効性が確認されています。

千葉大学によると、「来年度、頭頸部がんを対象に治験を計画している」とのことでした。また「ヒトへの実用化」に5年以上の期間を見込んでいるそうです。「これから治験にかかるが保険収載までは約5年はかかるだろう」という医師のコメントがありました。

NKT細胞をはじめとした免疫機能の正常化と改善は、がん以外のさまざまな疾患にも有効であることがあきらかになっています。たとえば、重症糖尿病の新たな治療法としての活用が期待されています。

また、筋無力症や認知症、腎症なども免疫機能がバランスを欠いた、自己免疫疾患であることがわかっています。がんに限らず、さまざまな病気の治療法・予防法の選択肢の1つとして、免疫療法がより身近なものとなっていくことは、間違いありません。

ここまで、NKT細胞療法を中心に説明して参りましたが、「再生医療等の安全性の確保等に関する法律」第3種再生医療等である免疫細胞療法には、次のようなものがあります。

◆αβT細胞療法（CD3―LAK療法）

患者さんから試験管3本程度の血液をお預かりし、その中からTリンパ球を分離し、体外で2週間程度培養、強力に活性化させ数十億個以上に増やし患者さんの体内に戻すことでがんの成長を抑制していく治療です。

◆活性化自己NK細胞療法

患者さんの血液中からNK細胞のみを活性化・増殖させたものを体内に戻す治療法で、

ＮＫ細胞自体は抗原特異性がなく直接目的箇所へ向かうことができ、他の免疫細胞とくらべても柔軟にがん細胞を攻撃することができます。

【ＮＫ細胞の特徴】

αβ（アルファベータ）型のＴリンパ球を活性化させることを基本とする活性化自己リンパ球療法に加え、選択的にＮＫ細胞を増殖させる技術が利用できるようになりました。αβ型Ｔリンパ球はＨＬＡクラスⅠが発現しているがん細胞を標的とするのに対し、ＮＫ細胞はＨＬＡクラスⅠの発現が低下・消失したがん細胞を標的に傷害性を示します。細胞は強度なストレスにさらされると、その細胞表面上にＭＩＣＡ等のストレス誘導性のタンパク（群）を提示するようになります。がん細胞表面にはこのＭＩＣＡ等のストレス誘導性のタンパク質が大量に発現してきます。ＮＫ細胞はＭＩＣＡを認識できるＮＫＧ２Ｄとよばれる細胞表面の活性化受容体を持っており、これらが結合することでがん細胞を殺傷する機構を兼ね備えています。

患者さん個々のがんの中にはＨＬＡクラスⅠ陽性・陰性の両タイプのがん細胞が混在

している場合もあり、これら2種類の活性化細胞を患者さんに合わせて選択できるようになったことは、治療効果増強につながるものと考えられます。またNK細胞は、抗体医薬でがん細胞が傷害される機構である、ADCC（抗体依存性細胞傷害）を担う中心の細胞であり、製薬企業が開発を進める抗体医薬との相乗効果が期待されています。

◆樹状細胞ワクチン療法（Th1細胞活性化型）

樹状細胞（Dendritic Cell＝DC）とは、体内でがん細胞を直接攻撃するTリンパ球に、がんの目印（がん抗原）を教え、攻撃の指示を与える免疫細胞です。樹状細胞にがん細胞のタンパク質が取り込まれると、それが細胞内で分解され、患者さんのがんの情報（抗原）として樹状細胞に記憶されます。すると樹状細胞は記憶した抗原を表面に目印として出します。それを患者さんの体内に戻すことで、「目印」を頼りにがん細胞だけを集中的に攻撃するTリンパ球（細胞傷害性Tリンパ球：CTL）を効率よく誘導することができるのです。

こうしたがん攻撃の「司令塔」とも言える樹状細胞を用いて、がんをより効率的に攻

治療名	治療内容
樹状細胞（DC）ワクチン治療	未熟DC（imDC）は腫瘍局所投与、体内で抗原を認識するがん細胞に特異的なCTLを誘導する治療。抗原が選択不可能な際に利用される。 成熟DC(mDC)は体外で成熟化と抗原提示を行う。皮下に投与された後、リンパ節へ移行してがん細胞に特異的なCTLを誘導する。抗原が選定できる際には、もっとも治療効果が期待できる治療法。
NKT細胞標的治療	がん抗原が選定できない際や発がん予防の際に利用される。 従来型のmDCの細胞表面にα-GalCerを提示させたDCワクチンとして応用させた。
αβT細胞治療	ウイルス抗原を認識する細胞が主であり、がん細胞へは非特異的な傷害性を示す。微量ではあるが、がん細胞を特異的な標的とするCTLを含むと考えられる。治療、予防目的に広く利用される。
NK細胞治療	染色体異常等の安全性を確認している。抗体医薬との併用効果が期待されている。HLAクラスＩ陰性の細胞を標的とする。DCワクチンやαβT細胞と併用される。
γδT細胞治療	がん細胞へは非特異的な障害性を示す。HLAクラスＩ陽性の細胞を標的とする。骨に集積しやすいことから、骨転移の際に利用される。

治療名	摂取・投与の回数	凍結保存	採血量	採血時間	培養期間	摂取・投与箇所	摂取・投与量	摂取・投与時間	治療間隔
樹状細胞（DC）ワクチン治療	6	可能	200mℓ	5hrs	1week	リンパ管	1-2mℓ	instant	2-4 weeks
NKT細胞標的治療	4	可能	200mℓ	5hrs	1week	リンパ管	1-2mℓ	instant	2-4 weeks
αβT細胞治療	1	可能	30mℓ	instant	14day	腕	100mℓ	30min/1投与	12-19 days
NK細胞治療	1	条件付可能	30mℓ	instant	16-18days	腕	100mℓ	30min/1投与	12-19 days

撃する治療法を、樹状細胞ワクチン療法（DCワクチン療法）といいます。

がんの遺伝子療法とは

ヒトの全ゲノム解析の結果、細胞1つには、約2万2千個の遺伝子が存在していることがあきらかになりました。

この中に、細胞増殖サイクルを制御する「がん遺伝子」と「がん抑制遺伝子」と呼ばれる遺伝子があります。

「がん遺伝子」とは、遺伝子自体の働きが過剰、または異常になると、細胞をがん化させる遺伝子のことです。

「がん抑制遺伝子」とは、細胞のがん化を抑制する作用を持つ遺伝子のことです。

これらの遺伝子に傷がついた時、正常だった細胞が「がん化」していきます。

とはいえ、これらの遺伝子の1つに傷がついてすぐに「がん」になるわけではなく、長い時間をかけて、さらに多くの「がん遺伝子」や「がん抑制遺伝子」に傷がつき、遺伝子の異常な状態のままだんだんと複数の異常を持つ悪性度の高い細胞」になり、さらに増殖しながら周囲へ広がっていくのです。これまで述べてきたように正常組織幹細胞の遺伝子に変異が起き積み重なって、がん幹細胞になりがん組織を形成するというのが、がん幹細胞理論なわけです。


そこで、おすすめしたいのが、がんの遺伝子療法です。

がんの遺伝子療法とは、がんの抑制遺伝子を人工培養し、それを点滴や注射で体内に送り込み、がん細胞の根絶を目指す治療法です。

がんの遺伝子療法は、点滴を基本としながら通院で行われます。

治療は1クール8~12回程度が標準的です。

副作用が少ないので遠隔地からの患者さんの場合、短期間で集中的に治療を行うことも可能です。

患者さんの全身の状態を考慮した上で無理のない治療のプランをご提案できます。再発予防や転移予防などにも大きく役立つ療法です。

がんの遺伝子療法には、次のようにさまざまなメリットがあります。

①がんステージに関係なく効果が期待できる

がん遺伝子療法はがんのメカニズムの根本に働きかける治療法のため、がんの進行状況にかかわらず治療を行うことが可能です。

②強い副作用がなく、体への負担が小さい

現在、がんの治療法として確立しているのは、外科手術、放射線療法、化学療法です。これらの治療法はがん細胞に限らず、正常な細胞も傷つけてしまうためにさまざまな苦痛が伴います。そのため、がん治療＝つらいというイメージを持たれがちです。しかし、遺伝子療法は副作用が少ないため、体への負担が最低限で済みます。

③抗がん剤や放射線治療との高い相乗効果

抗がん剤治療や放射線治療などに加えて遺伝子療法を行うことで、相互作用により高い効果が期待できます。抗がん剤治療や放射線治療の副作用を抑えながら治療効果を得ることが可能なので、治療の選択肢の幅が広がります。

④通院での治療が可能

がん遺伝子療法は点滴を中心に行うため、日常生活を送りながら治療を行うことが可能です。入院の必要はありません。

⑤2～3週間で効果が現れる
⑥がん細胞が治療に対して対抗力を持ちにくい
⑦治療にあたって年齢制限がない
⑧がん治療だけでなく、発生や再発・転移の予防としても効果を発揮する

高濃度ビタミンC治療とは

いったいなぜ、ビタミンCが、がん治療に効くのか。

その意外なパワーについて、お伝えします。

元来「ビタミンC」には強力な抗酸化作用があり、美肌や美白作用、抗にきび作用など女性のアンチエイジングに大変有効な成分とされているのは、皆さんご存じのことでしょう。

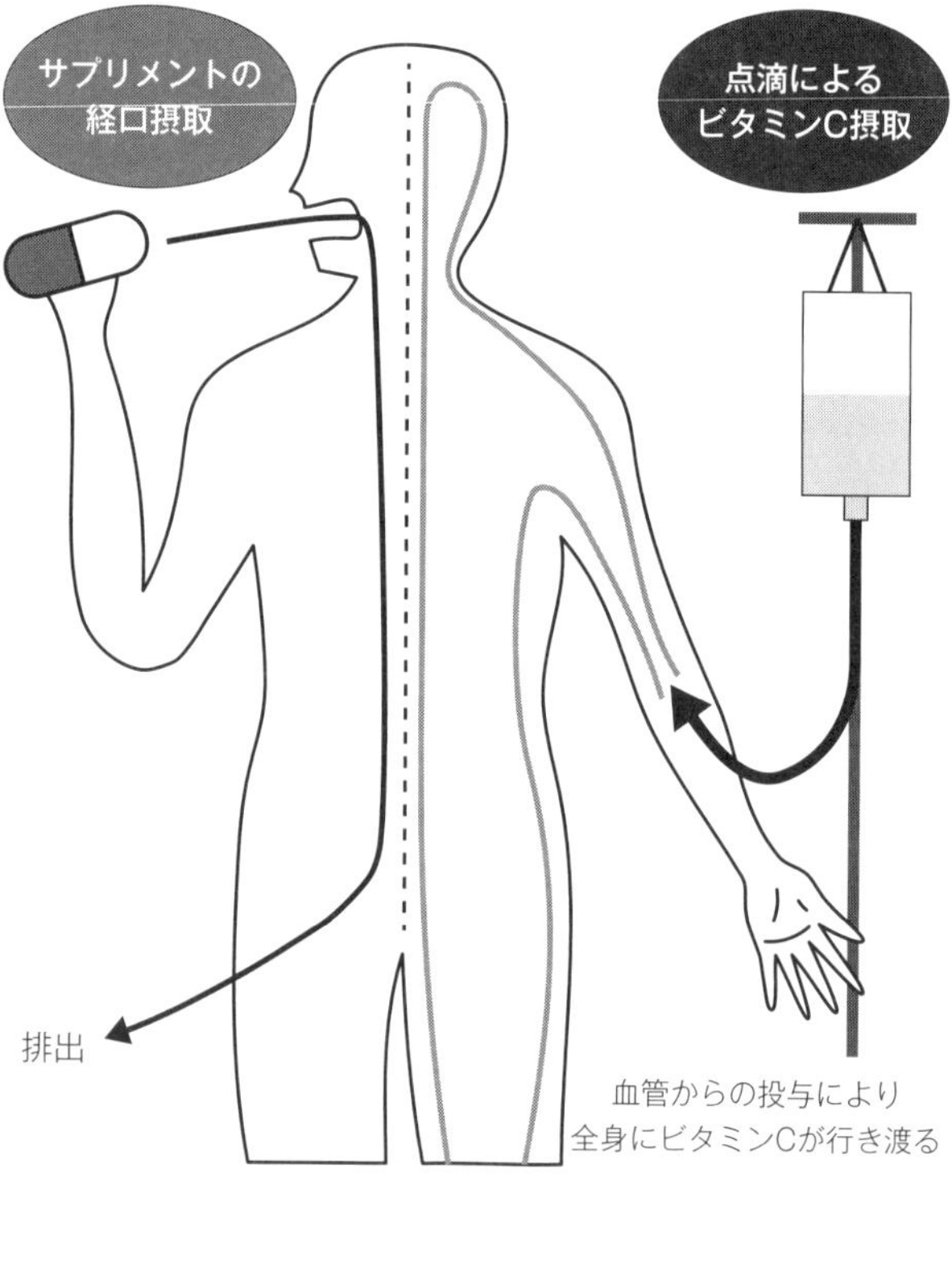
サプリメントの
経口摂取
点滴による
ビタミンC摂取
排出
血管からの投与により
全身にビタミンCが行き渡る

「ビタミンCが体にもたらすメリットなんて、美肌効果や、風邪予防くらいでしょう？」

そんな声も聞こえてきそうです。

ですがちょっと待ってください。

高濃度ビタミンCの効能は美肌効果や風邪予防以外にも、現代のストレス社会で抱えがちな体の悩みを解決してくれる効果があります。

たとえば慢性の疲労を取ったり、がんを予防したり、がんを治療補助する効果まであきらかになっています。

「ビタミンC」と聞くと、身近な栄養素だけに、そのような効力は信じがたいかもしれません。しかし、「末期のステージのがん患者さんにも、高濃度ビタミンC治療の利きめが認められた」という医学的な根拠（エビデンス）も存在します。

最先端の研究者の間では、「美肌」「アンチエイジング」「疲労回復」といったジャンルに加え、「がん治療」の分野で、高濃度ビタミンC治療の有効性が注目されています。

実はビタミンCは、構造がブドウ糖によく似ています。

がん細胞は酸素を利用し大量のエネルギーを作り出すミトコンドリア呼吸代謝機能が

傷ついています。そのためエネルギーの生産を、ブドウ糖を分解してエネルギーを得る解糖系という、酸素を使わないシステムで得ています。

しかし解糖系で得られるエネルギー量は少なく、そのため増殖するために正常細胞よりも多くのブドウ糖を取り込みせっせとエネルギーをつくり出す必要があります。

そこで高濃度のビタミンCをがん細胞に与えると、ブドウ糖と勘違いして積極的に取り込みます。高濃度のビタミンCは抗酸化作用よりも逆に酸化作用を示し、ヒドロキシラジカルという有害な活性酸素をつくり出します。

がん細胞は活性酸素を中和する機能が弱く、ヒドロキシラジカルを消去できません。そのためがん細胞はアポトーシスを起こし死滅します。

これが高濃度ビタミンCが、がんを死滅させるメカニズムです。

高濃度ビタミンC点滴療法に関する2018年の症例文献をご参照ください。

1．出典：「High-Dose Vitamin C Helps Prevent Recurrence of Stage IV Ovarian Cancer: A Case Report」

JOURNAL OF ORTHOMOLECULAR MEDICINE VOLUME 33, NUMBER 4, AUGUST 2018

【論文概要】

ステージⅣの卵巣がんは90～95％の高い再発率があります。栄養補助食品と高濃度のビタミンC点滴（ＩＶＣ）療法の併用は、がんの再発防止に役立ちます。ステージⅣの卵巣がん患者は、従来の治療が完了した直後にＩＶＣ療法を開始しました。この患者は、25ｇ／日の投与量でＩＶＣを28日間連続して行うプログラムを開始し、75ｇ／日まで徐々に増加しました。

これに続き、頻度は12ヶ月に渡る週に2回から徐々に減らし、75ｇ／日を3～4週間に1回へとゆっくりと減少しました。

患者はまた、サプリメント、運動およびデトックスとケトン食療法を採用しました。経過は血液検査によってモニターされ、3～6ヶ月ごとにスキャンされました。

初期の予後不良と後期卵巣がんの高い再発率にもかかわらず、この患者は診断から5年間がんがなく、質の高い生活を楽しんでいます。

高濃度のＩＶＣはがん患者の回復を高め、生存期間の延長を増すと論文で発表されています。最近の研究では、ＩＶＣ療法が放射線と化学療法のがん細胞への殺傷効果を高め、そして血液がん細胞にエピジェネティックな調節を誘導するのを助けることを示されています。それは化学療法抵抗性のがん幹細胞を殺すのに効果的です。

高濃度のＩＶＣは安全で費用対効果が高く、優れた抗炎症作用と潜在的な抗がん作用を示します。がん患者は良好な生活の質を維持し、潜在的に生存期間を延ばすために、従来の腫瘍治療の完了時に高濃度のＩＶＣ療法を検討することが推奨されます。

２．出典：「Metabolic Correction Therapy as Adjuvant Treatment for Breast Cancer Patients: A Case Report」

JOURNAL OF BREAST CANCER SURVIVAL Vol-1 Issue 1, January 2018

【論文概要】

乳がんは、まれに男性にも生じますが、世界中の女性に生じる最も一般的ながんです。アメリカでは、女性のがんによる死亡の2番目に多い原因です。

２００８年から２０１２年の間、プエルトリコでは乳がんがトップで、女性のがんによる死亡1位の原因でした。

これは、ステージⅣの右乳がんと診断された54歳の女性の症例です。患者の愁訴は衰弱と右胸部潰瘍でした。

彼女は代謝補正療法を始めました。それは、高濃度のビタミンC注入、栄養補給計画、肉食オーケーで食事制限をしない「パレオダイエット」から成っていました。

治療中、糖化ヘモグロビンとがん胎児性抗原の両方のレベルが著しく減少し、右胸部潰瘍の大きさも減少して、患者の生活の質が向上しました。

長年にわたり、ビタミンC研究は高濃度ビタミンCが、悪性細胞に対し細胞傷害作用を示すことが実証されてきています。

我々はこの症例の結果に基づき、高濃度ビタミンC点滴注入と代謝補正計画を含む、がん患者のための補助療法を研究し続ける必要性を提唱します。

3．論文名：「High Dose Vitamin C and Low Dose Chemo Treatment」
Journal of Cancer Sciences March 2018 Volume 5 Issue1

【論文概要】

がん治療の研究で、高濃度ビタミンC点滴を排除することはできません。さらなる研究の必要性が求められています。

最近の研究でビタミンCのがん治療への役割の理解が深まり、開業医を中心に、補完代替医療において高濃度ビタミンC療法を使用することが支持されてきています。

ここで報告されている新しい高濃度ビタミンCと低用量の化学療法（HiCLoChemo）併用の有効性が、がん治療における飛躍的な進歩をもたらし、それは奇跡的なことと考えれます。

肝臓、肺、乳房、膵臓、子宮、脳神経膠腫、および前立腺がんを含む、末期の転移性がんに罹患している20人の患者に関する予備的な臨床研究での結果は、治療プロトコル前後のPET、CT画像によって確認されているように、いくつかの症例で完全ながんの寛解が示されています。

治療の構成は新しいものではなく、すでに併用療法が行われています。

主な違いは、ビタミンCが最初に注入されるHiCLoChemoプロトコルの適用にあり、腫瘍の微小環境への化学療法薬のデリバリーを容易にさせることにあります。

本稿では、ビタミンCの重要な役割と、それががんを制御する免疫システムの誘導につながる要因について説明します。その目的は、HiCLoChemoプロトコルの臨床試験を引き受けるがん研究者、腫瘍専門医およびがん治療センターを得ることにあります。

4．論文名：「The Use of Intravenous Vitamin C as a Supportive Therapy for a Patient with Glioblastoma Multiforme」Antioxidants 2018, 7, 115

【論文概要】

多形性膠芽腫は予後不良の悪性度の高い脳腫瘍です。

ここでは、診断（生存期間中央値12ヶ月、3年間生存率2％）から4年以上生存し、その間に良好な生活の質を経験している神経膠芽腫の女性の症例を報告します。彼女は最初に減量開頭術、放射線療法および化学療法を受け、同様に高濃度ビタミンC注射を週2〜3回の頻度で、診断から4年間受けました。

彼女の経過は血液検査、定期的なコンピューター断層撮影（CT）と磁気共鳴画像

（ＭＲＩ）スキャン、臨床レビューとEORTCのがんのＱＯＬ質問票（EORTC QLQ C30）によってモニタリングされました。

結果は、神経膠芽腫患者のための支持療法として、ビタミンC点滴療法が有用であった利点を強調しています。

医療水素(ＨＨＯ)治療とは

近年、さまざまな病気やエイジングケアに効果が見込めるとして注目を集めている「水素」。美容クリニックはもちろん、歯科領域やスポーツクラブなどでも水素水が導入されるなど、非常に幅広く流通しています。その名前については、見聞きしたことがある方も多いのではないでしょうか。

一体なぜ、それほどまでに水素が注目を集めているのか。不思議に思われる方もいることでしょう。

実は、水素には非常に強力な力があります。がん患者さんにとっても、大きなメリットが見込めるものです。ですので、がんの「エッセンシャル統合医療」においても、療法の1つとしてカウントしています。

美容対策や、疲労回復といったレベルを超える水素の効用について、正しく理解をし、活用していきましょう。

まず「水素水」とはいったい何でしょうか。

水素水とは、その名の通り水素を多分に含んだ水のことを指します。

水素分子は本来水に溶けにくいものですが、水を電気分解することで水素分子が発生し、水に含ませることができるのです。

水素水の吸入などで体に水素分子を取り込むことで、水素分子が「悪玉活性酸素」に反応して、「還元する」といわれています。その結果、デトックス効果が期待できるというわけです。

この「還元」とは、「酸化」の逆です。

酸素と物質が結びつき、変化が起こることを広義に「酸化」と呼びます（厳密には物質から電子が奪われることを酸化という）が、水素分子と物質が結びつき、酸化した物質を元の状態に戻すことを「還元」と呼びます。

つまり「水素が悪玉活性酸素を還元してくれる点」が、私たちにとって、非常にありがたい点なのです。

そもそも、人の体に起こる多くの疾患は、エネルギー呼吸代謝の中心となる細胞内小器官ミトコンドリアから、呼吸代謝の過程で発生する「悪玉活性酸素」がＤＮＡ、タンパク質、脂質、糖などの高分子を酸化し、それらの機能を障害することから起こります。また、さまざまな疾患と同様に、老化を進めるのも「悪玉活性酸素」であることがほとんど。ですから「悪玉活性酸素」を撃退するに越したことはありません。

体内で発生する「悪玉活性酸素」の主体が、「ヒドロキシラジカル」です。

「ヒドロキシラジカル」とは、がんを発生させる原因の１つになり、体内で次のように発生します。

私たちの体は、植物が光合成で作ったでんぷんを腸で消化、でんぷんを構成するブド

Before（水素投入前）　　After（投入17時間後）

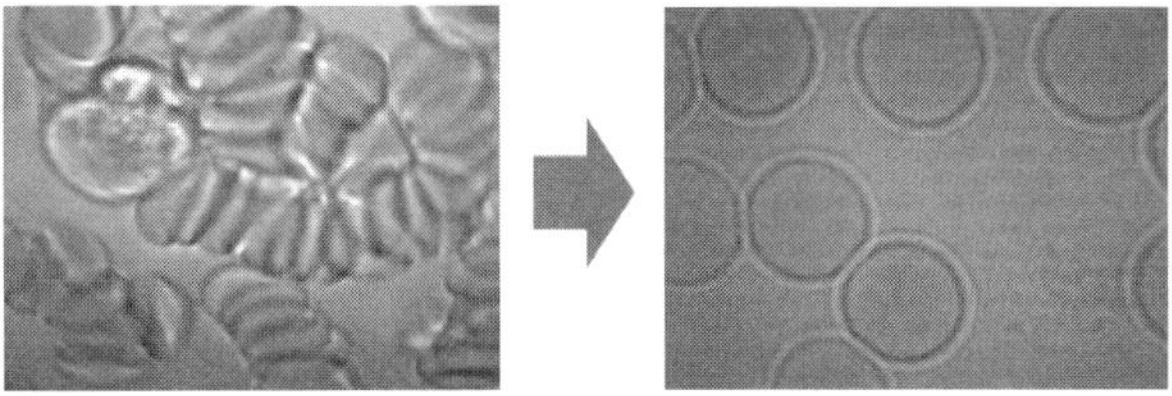

血液はドロドロ……　　血液はサラサラに！

ウ糖にまで分解して吸収します。そして一方で肺呼吸で酸素を取り込みます。

　ブドウ糖は血流にのってすべての細胞に取り込まれ、細胞内では最初にブドウ糖に含まれる光エネルギーを、体が利用できる化学エネルギー物質ＡＴＰに変換するために、少しずつ分解されていきます（解糖系システム：このシステムには酸素を必要とせず、少量のＡＴＰが作られます）。

　ブドウ糖の最終分解産物であるピルビン酸にまで分解されると、次に細胞内小器官のミトコンドリア（１つの細胞に１００～１０００個ある）にピルビン酸が取り込まれて、そこから本格的なエネルギー呼吸代謝サイクル（ＴＣＡサイクル）が回転し、その過程で水素電子があたかも水力発電ダムのように流れ落ち、最終的に、肺から吸入され、毛細血管に入り、血液内赤血球のヘモグロビン分子にくっつき、血流で運ばれてブドウ糖と同様に全身の細胞に取り込まれた酸素と結合します。そして水（H２O）に変換されます（電子伝達系）。

この電子伝達系の過程で生じたエネルギーポテンシャルで、化学エネルギー分子「ATP」が大量につくられるのですが、この間に副産物として一部の酸素から「スーパーオキシド」という活性酸素が発生します。

私たちの体はこの「スーパーオキシド」を中和するシステムを持っていて、過酸化水素と水に分解しますが、この過酸化水素からさらにさまざまなROS（活性酸素）がつくられます。最も反応性の高いのが悪玉酸素と呼ばれる「ヒドロキシラジカル」です。

スーパーオキシドが変化した「ヒドロキシラジカル」は、体内の脂質や糖質、タンパク質、核酸などを酸化させることにより、細胞膜やDNAなどの「体を構成するのにとても重要な器官」に障害をもたらします。

健康な体であれば、このヒドロキシラジカルを消去するグルタチオン、ビタミンE、システインなどのさまざまな成分が働き消去するのですが、過剰な肉食、お酒の飲みすぎ、たばこ、ストレス、加齢などでヒドロキシラジカルが多くつくられたり、その消去システムが劣化していくと、先ほど述べたように重要な高分子成体成分が酸化され、体の機能が障害され、病気を起こしたり、老化を進めたりする原因になります。

ヒドロキシラジカルによって遺伝子DNAが傷つき、それが遺伝子変異に結びつき、変異が蓄積すると、やがてがん化が起き、がん細胞が発生するわけです。

水素を取り込む方法として「水素吸入」があります。

30〜90分程度水素を吸入することで、水素を鼻孔に直接送り込む方法です。水素吸入では、水素を逃さず体内へ送り込むことができます。水素は体内ですぐに溶けるため、吸入部分から遠い部分にはどうしても届きにくくなりますが、高濃度の水素を吸入することで、その問題は解消することができます。

大量自家血オゾン療法とは

大量自家血オゾン療法（MAH：Major Autohemotherapy）は、ヨーロッパを中心に医学研究における論文が発表されるなど、注目されている酸化療法の1つです。採血した血液に、医療用オゾンガスを加え、点滴で体内に戻す治療です。

大量自家血オゾン療法で注目してほしいのは、さきほどの悪玉酸素ヒドロキシアジカルとは逆に、反応により生じる「活性酸素」や「過酸化脂質代謝物」が体内で次々と、「良い反応」を起こしてくれる点です。

たとえば、「活性酸素」の「過酸化水素」が赤血球に働きかけることにより、酸素を運搬する機能が活性化し、体の末端まで酸素供給を容易に行えるよう整えられます。

白血球（リンパ球、単求、マイクロファージなど）に働きかけることで、これらの細胞が細胞分化や増殖などの細胞反応を促す情報伝達「モノカイン・サイトカイン」を分泌し、体が活性化することが見込まれます。

さらに血小板に働きかけることで血小板凝集抑制反応を起こし血液をサラサラにする

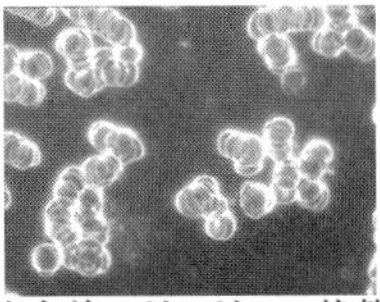
治療前：ドロドロの状態

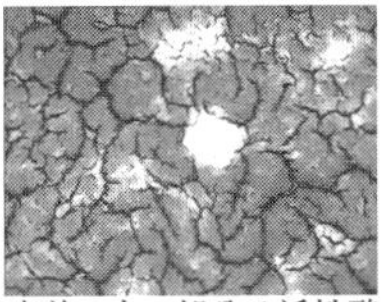
治療前：白い部分は活性酸素

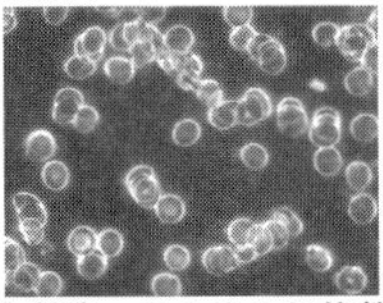
治療後：サラサラな状態

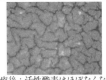

治療後：活性酸素はほぼなくなっています

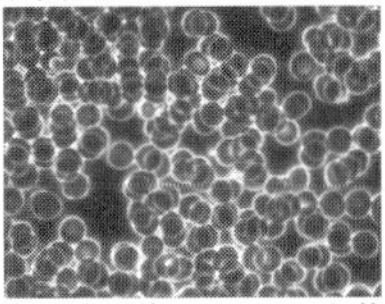
治療24時間後：サラサラな状態

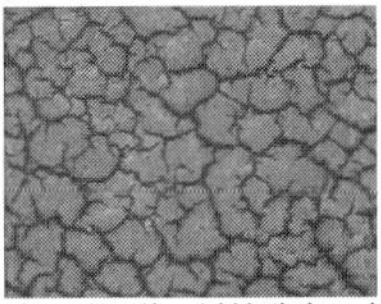
治療24時間後：活性酸素は全くない状態

作用まで期待できます。また「過酸化脂質代謝物」は血管を拡張させたり、質の高い赤血球をつくり出したりする働きがあります。

さらに、活性酸素を分解する酵素の働きも高まるため、酸化を最小限に抑えることができます。つまり、大量自家血オゾン療法を継続的に行うことで本書のタイトルである「がんが逃げ出す」体づくりができるのです。実際のところヨーロッパでは、大量自家血オゾン療法ががん予防・治療のために、すでに活用されています。

大量自家血オゾン療法は治療回数を重ねることで、治療効果を増強することができます。がんの予防、がんの治療の補助療法の目的の場合、週に1回ほどの治療を受けるのが適切です。

では、どれくらいの血液を採取し、どれくらいのオゾンを加えるのでしょうか。

アンチエイジングなどの美容目的で実施する場合は100cc〜150cc（1cc中には80μgのオゾンが含まれる）です。ところが、がんの治療と予防で用いる場合、より高いレベルで行う必要があります。私のクリニックの大量自家血オゾン療法では、ほとんどの患者さんが1000cc以上（1ccには80μgのオゾン、1000ccには80000μg以上のオゾン）で実施しています。当クリニックでは、ドイツ製の「Hyper Medozon（TM）」という機械を使用しています（写真左ページ）。この機械は、ドイツの酸素機器メーカーの最大手・ヘールマン社製で、ドイツで医療機器承認を受けています。

ですから「大量自家血オゾン療法はどこのクリニックで受けても同じ」というわけでは全くありません。あらかじめ一定の設定をしておいた圧力の加圧を自動的に行うので、従来よりも簡単にスピーディーに施術を受けることができます。

大量自家血オゾン療法

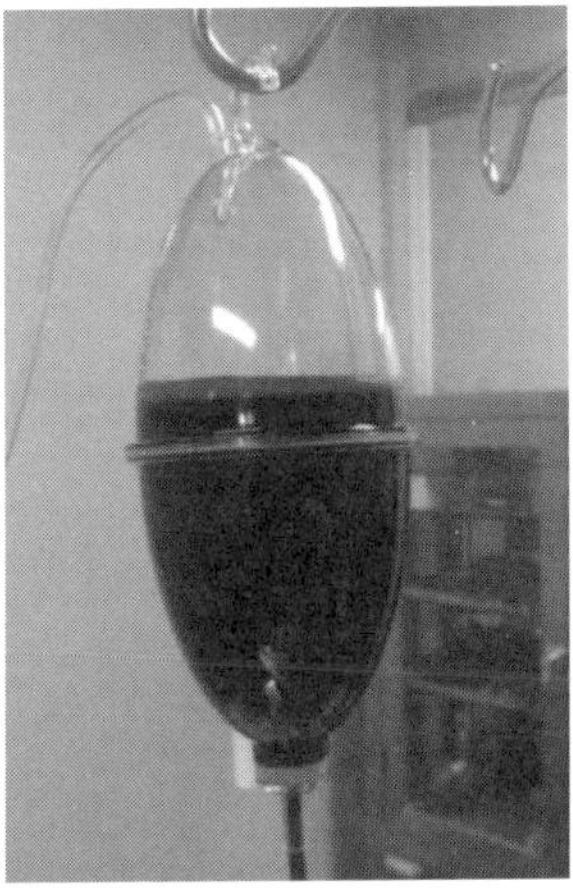

・血液の採取

専用溶液に4~5回、血液を採取する。
(1回で250ccほど、
つまり計1000~1250cc)
専用の容器が陰圧のため、
血液が吸い込まれる。

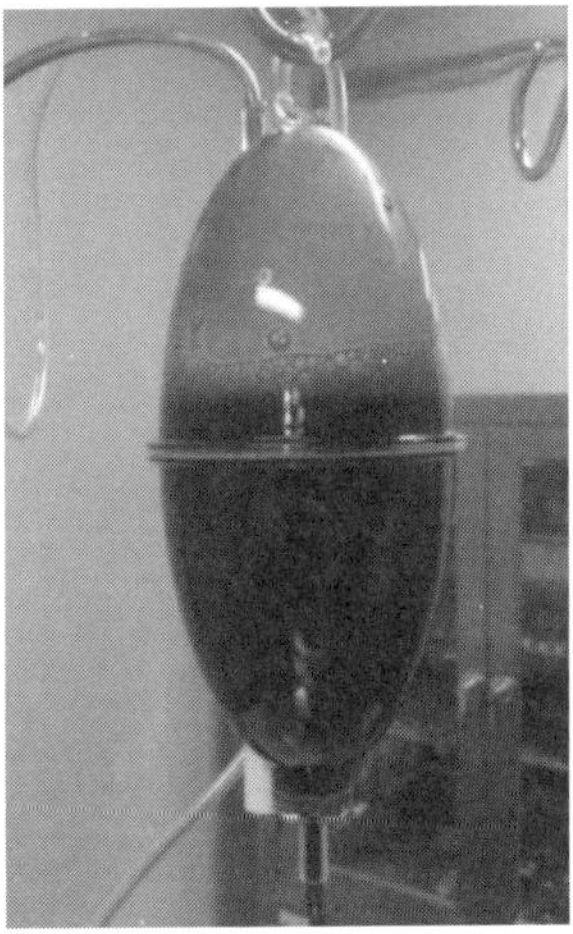

・血液とオゾンガスの混和後

オゾンを容器内の血液に加える。
1ccに80μgのオゾンを入れるため、
1回(250ccの採血)で20,000μgの
オゾンを体に入れることができる。
大量自家血オゾン療法を
5回くりかえすことで、
100,000μgのオゾン化血液を
体内に送ることができる。
血液が、さらにきれいになる。

キレーション療法とは

「キレーション療法」とは、体を中から清浄化する、最先端の療法の1つです。

体内に蓄積された有害な金属成分を、キレーターという成分に結び付け、体外に排出除去することができます。

そうお話ししても、不思議に思う方がいらっしゃるかもしれません。

「人の体に、金属なんて溜まるものなのですか?」

もちろん「金属」といっても、いわゆる「大きくて重量のある金属」ではなく、ごく微量の金属の成分です。ではいったいなぜ、金属の成分が体内に蓄積するのでしょう。

私たちは現代に生きている以上、さまざまな経路から金属成分を知らず知らずのうちに取り込んでいます。水銀やカドミウムなどの好ましくない金属も、魚や穀物、野菜など、身近な食物から微量ずつ摂取されています。

(オーガニックな食品や、低農薬・減農薬な農産物をなるべく入手するよう心がけていても、好ましくない金属成分の摂取を完全にゼロにすることは、なかなか難しいことで

しょう）

食品だけではありません。身の回りにあるものからも、金属成分は溶け出しています。微細な粉末になったものもあります。それらを気づかぬうちに吸引していることは決して珍しくはないのです。

たとえば洗剤、ガソリン、虫歯治療などに使われる歯科用水銀アマルガム、金銀の食器、おもちゃ、ゴム、絵の具、バッテリー、殺虫剤、ペンキ、壁紙、化粧品、アルミホイル、アルミ缶……。

有害な金属成分は意外と身近に潜んでいて、私たちの体を少しずつむしばんでいるのです。もちろん、体質や生活習慣、住む環境など、人によって蓄積されやすさにも差があります。

金属成分は、加齢とともに蓄積され、内臓疾患や神経障害、皮膚の疾患などを引き起こす原因になったり、美容やメンタル面にも少なからぬ影響を及ぼしたりします。

有害な金属は、健常な人から心身の健康や美しさまで損なうことがあるのです。

また小児の場合は、脳の発達にもダメージを及ぼします。そのため欧米では、有害金属と脳のエイジングや、自閉症との関係についても研究されています。金属成分が人体に及ぼす影響を、決して小さく見積もりすぎてはいけません。

対策としては、自分自身の今の状態をまず把握することです。「どのような金属成分が、どれくらい溜まっているのか」については、毛髪検査などで調べることが可能です。

たとえ自覚症状がなくても、知らない間に蓄積されている場合もあるので、定期的に自分の状態を検査し、知るようにしていきましょう。

がんの「エッセンシャル統合医療」では、現在蓄積している金属成分を体外に排出し、解毒することができる「キレーション療法」も、1つの柱として推奨しています。

体から余分なものをあらかじめ排出しておくことも、「がんの住みにくい体づくり」に大きく貢献してくれるからです。

腸内フローラについて

私たちの腸管の中には、誕生から死ぬまで、一生多種多様な細菌を中心とするおびただしい数の微生物が定着して、複雑な微生物生態系をつくり上げています。この微生物の群れを「腸内フローラ」（腸内細菌叢）と呼びます。

フローラ（Flora）とは、分類学の用語で「植物群集」という意味です。

腸内フローラの中心となるのは腸内細菌ですが、その数はおよそ糞便1gあたり100兆個とされており、その種類は数百種とも数千種ともいわれます。またその組成は、個々人、民族、血液型で異なり、食習慣や加齢などによっても日々、年々変化していきます。

実は最近、人体のゲノム情報は、腸内フローラの多種多様な微生物のゲノム情報と一体で、健康や精神の状態に関与しているという、「腸内微生物と人体は一つの生命体である」という考え方が提唱されています。

さまざまな研究が精力的に行われ、体の健康がこの腸内フローラの生態系の動きに大きく影響することもわかってきています。腸内フローラのバランスが崩れると、さまざまな慢性疾患が起こりやすくなり、老化が促進されます。

実は、がんも「腸内フローラ」との関係が深い病気の1つです。

たとえば日本人を例にすると、日本人の消化システムはもともと肉食に慣れていない民族であったため、肉食中心の欧米人と異なり、肉の消化に時間がかかります。その過程で腸内細菌のなかで悪玉菌と呼ばれる一群の細菌数が増加します。その結果、肉の不完全な消化で生じた成分を使い、悪玉菌が体に悪いアミン類や硫化水素などを作りだします。それらが腸管から吸収され、体に悪い影響を与えます。

当然それは体内での遺伝子変異を起こし、がん化につながります。したがって、腸内フローラの生態を理想的な状態に保つことは非常に大事なのです。

ではいったいどうすれば、腸内フローラを健やかに保つことができるのでしょうか。

世界の民族は、それぞれの長い民族の環境で培われてきた食習慣に合った腸内フローラを構成しています。日本では、先ほど述べたように、肉食は最近まで中心ではなく、穀物、野菜、魚介類が中心でした。いわゆる和食ですね。

疫学的には日本人にはがんを含め慢性疾患の発生率が過去には少ないとされてきました。これは和食が中心の食生活をしてきたことが背景にあります。しかし食生活が次第に欧米化するにつれ、この状況は変化してきています。

急速な高齢化社会になってきたことも大きな要因ではありますが、食生活の変化で腸内フローラが変化し、乱れてきた結果がやはり慢性疾患が増えてきた大きな要因であるといえるのです。

したがって、食生活の見直しが、腸内フローラの生態を健常に保つことにつながります。

温熱療法とは

温熱療法とは、専用の装置を使って、体を温める療法です。もちろん日帰りで受けることができる療法です。

この療法は、がん細胞が「正常細胞にくらべて熱に弱いこと」を利用しています。体を深部まで温めることで、がん細胞だけを死滅させることを狙うのです。

また、体を温めることで、免疫力を活性化させる効果も期待できます。免疫力が高まると、「がん細胞を自分の力だけで排除しよう」という体の働きが高まります。

温熱療法の適応は広く、脳や眼、血液以外のほとんど全てのがんに治療を行うことができます。

ヨモギと笹のエキスについて

古くから効力が伝えられている植物は、数多くあります。

ヨモギと笹も、然りです。

私のクリニックでは、北海道に原生している「オオバエゾヨモギ」と「クマイ笹」を採取し、亜臨界水を用いて抽出、私のクリニックと共同研究している研究所の独自の調合で混合されたヨモギ笹エキスを用いています。

「オオバエゾヨモギ」のエキスには、セスキテルペンや多くのポリフェノール、クロロフィル等が含まれています。これらの成分には抗菌作用、抗ウイルス作用、抗腫瘍作用、抗酸化作用、抗炎症作用、創傷治癒作用、抗アレルギー作用、肝機能改善作用があり、特に婦人病改善効果が期待できます。

また「クマイ笹」のエキスには、多くのフラボノイド化合物（Flavonoid）やオリゴ糖（Oligosaccharide）等が含まれているため、抗菌作用、抗ウイルス作用、抗腫瘍作用、抗酸化作用、抗炎症作用（口内炎などに適応）、創傷治癒作用、抗アレルギー作用、腸内環境改善作用が見込めます。

医療用大麻について

医療用大麻に含まれる成分「カンナビノイド」が、がん治療において有益であることが、わかってきました。この物質は、健全な体内環境をつくり出すのに役立ち、免疫系の生成や再生成において、大きく貢献してくれます。

イギリスのがん研究誌「British Journal of Cancer」に掲載されたスペイン・マドリ

ッドのコンプルテンセ大学の研究では「カンナビノイドが脳腫瘍の増大を阻止する働きがあること」があきらかになりました。この試験で9名の患者のうち2名の腫瘍細胞の検証に成功しました。

分子薬理学研究の「Molecular Pharmacology」誌では、カンナビノイドが、悪性リンパ腫「マントル細胞リンパ腫」の成長を食い止め、悪性細胞の自然死へと導く効果を紹介しています。

このように、世界的に見ると、医療用大麻は今、非常に注目されています。鎮痛作用や鎮静作用、催眠作用、食欲増進作用、抗がん作用などが見込めるからです。

実際アメリカでは、慢性痛患者の8・9%が自己治療で医療用大麻を使用しています。特に「モルヒネなどのオピオイド系鎮痛薬やイブプロフェンのような非ステロイド系抗炎症剤に十分な効果が見られない疼痛」に対しては、医療用大麻が有効であるとされています。また医療用大麻には神経保護作用や、脳細胞の新生を促す作用が存在することも示唆されています。

医療用大麻はＨＩＶ、アルツハイマー、うつ病、強迫性障害、不眠症、てんかん、気管支喘息、帯状疱疹、多発性硬化症、筋萎縮性側索硬化症、クローン病、パーキンソン病など、約250種類の疾患に効果があるとされています。

生活習慣(睡眠&食事)

がんを正しく知り、食事療法・少食療法・断食療法という「食のコントロール」を基軸に置き、「がん体質」を改善し、がんを克服できる体に建て替え、建て直すことが、がん治療を行う上で最も重要です。

このがん体質を改善することこそ、がん治療の根本です。

地道にがん体質を改善しながら、がんに打ち勝つ「体づくり」を日々積み重ねて、がんを克服できる自分を実現していきましょう!

がん治療とは、毎日たんたんと自然療法を積み重ねていく「地道な作業」です。この「地道な作業」を大事に行えばこそ、がん体質の改善とともに「がんを本当に克服する道筋」を歩むことができるのです。

がんの「成長」「増殖」「転移」に直接的にかかわり、がんの悪化・進行に最も大きな影響を与えている「酸性体質」と「酸化体質」についてお話ししておきましょう。「酸性体質」と「酸化体質」は、がんにおける二大『がん体質』であり、この「酸性体質」と「酸化体質」を改善することこそ、「がんの根本治療」となり得るのです。

体内にがんの塊を生み出しているのは、がん体質なのです。

体内に現れているがんの塊は、がん体質の産物にすぎません。がんは、がん体質の「末端現象」として生じています。がんを根本的に改善して治していきたいのなら、体内の〝がんの塊〟に目を奪われるのではなく、姿なく目に見えない「がんの本体」である「がん体質」に目を向け、この「がん体質」から改善するべきです

がん体質とは、次のように定義できます。

◆体内にがんを生み出す原因（がん化要因）が多くある「体の状態」になっている→発がん要因

◆体内のがんが成長・増殖・転移する「体の状態」になっている→育がん要因

◆体内のがんが進行する「体の状態」になっている➡がんの進行要因

また「がん体質」という体の状態は、次のような事柄が原因です。

◆血液成分のアンバランス
◆腸内細菌の乱れ・破壊
◆腸内と血液が汚れることによって発生した細菌・ウイルス・カビによる血液の汚染
◆腸内に溜まった古便・停滞便である宿便が体内に撒き散らしている「毒素」「酸毒」
◆食品や日用品から体内に取り込んだ化学物質・化学化合物➡がん化
◆代謝機能の低下・不具合・機能不全・異常
◆免疫機能の低下・免疫異常
◆間違った食事、特に、肉食（獣肉食）の多食による「体内の酸性化」（血液・体液のｐＨが正常な「弱アルカリ性（ｐＨ７・４前後）」から、異常を生み出す「酸性」に傾く）
◆肉食（獣肉食）の多食によって引き起こされる「血液の酸毒化」

◆糖質（ブドウ糖）の過剰摂取による、細胞内の乳酸の蓄積↓乳酸アシドーシス↓酸毒の蓄積

◆悪い生活習慣・社会環境に起因して大量に発生している活性酸素によるがん化、及び「体内の酸化」

◆その活性酸素を体が処理し切れないために起こる「酸化ストレス」の上昇↓「体内の酸化」

◆酸化した飲食物（酸化物質）を摂取することで起こる「体内の酸化」

◆体液の「酸化還元電位」のプラス化による「体内の酸化」↓酸化傾向〔体液の正常な「酸化還元電位」はマイナス250↓還元傾向〕

◆体内に発生した「酸毒」の体内汚染（体内の酸性化）による「酸性体質」

がんのエッセンシャル統合医療では、多様なアプローチで、がん体質の改善を目指すことができます。

がんを引き起こす「やってしまいがちな6大生活習慣」

食べ物や睡眠時間などの生活習慣に気を配っていない場合、がんになるリスクは跳ね上がります。健康な体で長い人生を過ごすなら、今からがんの原因となりうる習慣を排除する必要があります。どのような生活習慣がNGなのか、具体的に把握をしてがん予防に取り組みましょう。

①「喫煙」

喫煙量や期間が増えれば増えるほど、がんになるリスクが高くなります。たばこの煙には約60種類もの発がん性化学物質が含まれているといわれており、肺や気管支などの喫煙者の臓器だけでなく、受動喫煙している方の肺もがんになるリスクを高めてしまいます。がん予防のためには、できるだけ早く禁煙を開始することが望まれるでしょう。

②「過剰な塩分摂取」

過剰な塩分摂取は胃がんの原因となってしまいます。和食は栄養バランスが良いのですが、塩分が多く含まれがちです。しょうゆや味噌、ケチャップやソースなどにも塩分が多く含まれているので摂取量に注意しましょう。塩分だけに頼らずに、だしをとるようにしたり、レモンやゆず、わさび、からし、しそなどをプラスして味にアクセントをつけるようにしてください。

③「動物性脂肪の過剰摂取」

食の欧米化により肉類を口にすることが多くなっています。まだ欧米人と比較すると日本人の平均的な肉の消費量は半分ほどといわれていますが大腸がんのリスクは高まりつつあります。

しかし肉類に含まれている鉄分やタンパク質、ミネラルなどは私たちの体をつくるうえで欠かせないものでもあるので、野菜や海藻類などを一緒に食べて、大腸にがんの原因となる胆汁酸を長く留めないようにしてください。

④「運動不足」もしくは「過剰な運動」

適度な運動はがん予防に最適です。しかし過度な運動は免疫力を下げる恐れがあります。息切れするような運動は体内の悪玉活性酸素を増やしてしまい、ＤＮＡを傷つけてしまう恐れが高まります。運動する際はウォーキングやジョギングなどで、負荷をかけすぎないようにしましょう。がん予防のために、できれば30分以上の運動を週に2～3回のペースで行うようにしてください。

⑤「過度な飲酒」

アルコール自体に発がん性があるため、過度な飲酒はがんの原因となります。特に、喫煙している方でアルコールを頻繁に楽しむ方は、非喫煙者よりもがんリスクが高まるといわれています。1日あたりビールなら中瓶1本、日本酒なら1合程度にとどめるようにしてください。

⑥「紫外線」

日本人で皮膚がんに罹患する方はあまり多くないものの、近年増加傾向にあるといわれているため注意が必要です。特に、肌が白く太陽光にあたっても肌が黒くなりにくい方は日ごろから日焼け止めを塗って紫外線のダメージから体を守るようにしましょう。

このように日常生活にはさまざまながんの原因となりうるものが潜んでいるのです。「好きだから」「習慣になっているから」といった理由で続けるのではなく、体への影響を考えて食事や生活習慣を見直してみてはいかがでしょうか。

食事療法について

ここから、特に食事について見ていきます。酸化した体を、抗酸化作用のある食事を使って、悪玉活性酸素を除去し、体を健康な状態に戻していきましょう。抗酸化作用のある食事療法は、がんの再発を抑えたり、がんを予防してくれたりします。

「食べすぎない」「栄養をバランスよくとる」といった〝食の常識〟を守ることはもちろんですが、新たに次の8つのルールを心がけてみてください。

【ドクターアンディーズクリニック流　食事療法のルール】

大原則……植物性の食材を中心に精製、加工されていないものを丸ごと食べる

ルール1……炭水化物は精製されていない玄米などから取る

ルール2……塩分はなるべく控える

ルール3……タンパク質は大豆などの植物性のものや青魚で取る
ルール4……野菜、果物、きのこ類をたくさん取る
ルール5……脂質はえごま油、アマニ油などのω-3系の油で取る
ルール6……牛乳、ヨーグルト、チーズなどの乳製品は控える
ルール7……牛肉、豚肉、加工肉および硬化植物油などの人工油は控える
ルール8……クエン酸（梅エキスなど）を積極的に取る

全てのルールを急に守ることは難しいかもしれませんが、できるルールから積極的に取り入れてみてください。

また、近年注目されている成分があります。免疫細胞を活性化させてくれる「βグルカン」という成分です。「βグルカン」は、免疫細胞の1つであるNK細胞を活性化させるといわれています。まいたけやエリンギといったキノコ類や、オーツ麦、大麦、パン酵母などに含まれています。がん予防のために普段の食事に積極的にキノコ類を取り入れたり、白米に大麦を混ぜたりして食べるようにしましょう。

最後に、食事療法についての注意も申し添えておきます。

がん治療において、食事療法だけを過大評価することはやめてください。がんのなかには、食事療法が通用しないものも存在します。また「食事療法よりも先に、適切な治療に取り組むべき」というケースもあります。

もちろん食事療法は大事ですが、他の面からのアプローチも忘れないようにしてください。1つの療法だけにとらわれず、複数の治療を組み合わせる点が、がんの「エッセンシャル統合医療」の特徴でもあるのですから。

第4章

私が、
がんの「エッセンシャル統合医療」を
開発するまで

父からの教えを受け医学の道へ　「人の役に立つ技術を学びたい」

ここまでお読みいただいて、がんの「エッセンシャル統合医療」については、十分ご理解いただけたと思います。

従来の治療法とは異なり、がん幹細胞を殺すこと、つまりがんを完治させることを目指しての治療法であること。また、がんの「エッセンシャル統合医療」の治療法と、CTC検査などのリキッドバイオプシー（液体生検）を繰り返すことで、がんに効率よく、しかも強力にアプローチできることについては、ご納得もいただけたことでしょう。

がん幹細胞を守る働きをする微小環境（ニッチ）についても、おわかりいただけたかと思います。

「がんが逃げ出す、がんの住みにくい体づくり」への興味も深めていただけたのではないでしょうか。

けれども1つだけ、まだ踏み込んだお話をしていないテーマがあります。

がんの「エッセンシャル統合医療」を考案し、世に送り出した私自身のヒストリーについてです。

著者の私、アンドリュー・ウォンとは、どのような経歴を持つ医師なのか。

どのような理念で六本木にクリニックを構え、患者さんに毎日接しているのか。

そもそも、なぜ医師になったのか……。

そして、なぜがんの「エッセンシャル統合医療」を生み出すに至ったのか。

この第4章で、お話ししていきたいと思います。


私は、イギリス国籍です。

銀行家だった父からは「手に職をつけて、人を助けること」の大切さを教えられました。医学の道を志したのは、その父からの影響が大きいと感じています。

私は6人兄弟ですが、全員が医師となり、台湾、カナダ、ホンコン、シンガポールなどそれぞれ違う国で活躍しています。もしかすると、兄たちも同じ思いだったのかもしれません。

私が日本に来たのは1971年のことです。なぜ日本を選んだのかというと、経済大国になった日本に憧れを抱いていたからです。

父も「日本に行き、勉強をしてきなさい」と言ってくれました。ですから私は、言葉もわからないまま日本に来て、日本語学校に通い、国立岐阜大学医学部に入学しました。外国人留学生の支援を行うロータリー米山記念財団の奨学生として大学を卒業。さらに日本政府の外国人国費研究奨学生となって同大学院に進みました。

大学院では整形外科と腫瘍学を学び、がん治療と免疫研究で医学博士を取得しました。

大学院では骨肉腫を中心とした軟部・骨悪性腫瘍の研究と並行し、手術などの臨床の現場にも立っていました。

医師としての実績

大学院修了後は、名古屋大学形成外科で勤務をしました。

その後、欧米の有名な薬学科学者、アンチエイジング専門医、がん治療専門医、免疫学者、美容医療専門医のもとで学んだ時期もあります。そこで、私の視野はまた大きく広がりました。

たとえば、手術後の傷跡についてです。

傷跡というのは、患者さんの大きなストレスの1つとなります。そのお気持ちは、私にもよくわかります。そこで「少しでも治療後の状態を改善できれば」という思いがあり、形成外科治療や美容医療にも興味が深まり、技術を身につけたくなったのです。

そして1989年には、人生で初めての私の病院を開院します。

ライフスタイルマネジメント医療、がん治療、美容医療、アンチエイジング治療を提供するため、東京・六本木（港区）に「ドクターアンディーズクリニック」を開院したのです。

それからの私は、無我夢中に多くの患者さんたちと向き合い、さまざまな知見を積み重ねてきました。

東京の六本木という立地上、外国籍の患者さんも多くいらっしゃいました。

もちろん地域の患者さんがいらっしゃることも多くありました。

地域医療、国際医療のどちらにも貢献ができたという自負があります。
そして、世の中の変化を敏感にキャッチしながら、「求められる医療」を追求し続けてきました。
その結果、時代の変化とともに「増えてくる病気」や「治療が急がれる分野」も変わってくることがわかりました。今、多くの人々が困っている病気、悩んでいる病気。それは、やはり「がん」だと確信するに至りました。

そして2018年、私は「医療法人社団悠健 ドクターアンディーズクリニック」を設立しました。がんの早期発見・治療・予防、そして再生医療の分野をメインにして、「よりよい治療」の提供を目指すことにしたのです。

そのモチベーションになったのは、数多くのがん患者さんからの訴えでした。早期がんの患者さんだけに限りません。「治療の手立てがない」と、主治医に匙を投げられ、病院に入院し続けることも叶わず、途方に暮れている「がん難民」と呼ばれるような末期がんの患者さんたちです。

日本では、「がんの標準治療」というものがあります。

でもなぜ、最期までがんで苦しむ患者さんが後を絶たないのか。

「その課題を解決することが、さまざまな知見を積み重ねてきた私の使命である」と覚悟を決め、これからの人生をがん治療に捧げることにしたのです。

ではいったい、何に取り組めば、確実にがんを治せるのか……。

考えたときに、真っ先に頭に浮かんだのは「免疫細胞療法」でした。

「これからの時代の最先端のがん治療」を考えたとき、欠かせないのは「免疫細胞療法」の分野であると、すでに認識をしていました。ですから、私のクリニックでもがん免疫細胞治療を提供できるよう、手続きをとることにしたのです。

くわしく言うと、厚生労働省が認定した認定再生医療等委員会によって安全性や有効性等について審査を受け、再生医療第三種「がん免疫細胞療法：NK細胞療法、αβT細胞療法、γδT細胞療法、樹状細胞（DC）ワクチン療法、NKT細胞標的療法」の再生医療等提供計画を取得したのです。

それだけではありません。

いくらよい治療を提供しても、その「効き目」がまったくわからなければ、効率よく治療計画を進めることはできないでしょう。

治療の内容をその都度正確に把握するために、リキッドバイオプシー（液体生検）についても早々に導入をしました。たとえば、本書で大きくご紹介をした「特殊ＣＴＣ検査」がその一例です。

また、多くの患者さんたちと向き合ううちに、がんへのアプローチは「複数あるほうがよい」という事実を確信するようになりました。

「Dr. Andy's Iodine LF ヨウ素療法」「がん免疫細胞療法」「遺伝子療法」「大量自家血オゾン療法」「高濃度ビタミンC療法」「キレーション療法」「温熱療法」ｅｔｃ……。

これらの療法を集学的に統合させたのが、がんの「エッセンシャル統合医療」というわけです。

「いったいなぜ、これほど多くの療法を提供することができるのですか？」

このようなご質問もよくいただきます。その答えについては、私のキャリアを知っていただければ納得いただけることでしょう。

私は開院するまでに、数多くの分野の知識や技術を精力的に吸収してきました。救急救命医療、麻酔科、外傷学、整形外科腫瘍学、形成外科微小外科。

そして基礎研究のがん細胞培養研究、免疫細胞培養研究、医薬品の経皮膚吸収システム（TDDDS）の研究など、医療の新たな可能性について学びを深めてきました。

さまざまな医療の現場で従事したことにより「どのような治療法で命が活性化するのか」、私なりの答えを見つけ、それを蓄積してきました。

また、私は人と人とのつながりも大事にしているため、「その分野で一流の医師」から技を伝授してもらうことも容易だったのです。ですからがんの「エッセンシャル統合医療」というパッケージで、数多くの治療法を効率よくご提供できるというわけです。

もちろん、それぞれの治療法は日々アップデートをしています。

最先端の機器やマシンを導入していますし、製剤等の方法も、改良や工夫を重ね続けています。また、カナダトロントにラボを設置し、各方面の専門家に日々研究を行ってもらっています。

つまり、科学者の皆さんらと連携して研究・開発を進め、その結果を、がんの「エッセンシャル統合医療」に反映させているのです。

その甲斐もあってか、数多くの患者さんたちに目覚ましい効果が現れ、信頼を寄せていただけるようになりました。

もちろん、末期がんの治療だけに限りません。早期がんの発見、治療についても多くのお喜びの声をいただいています。

「社会から、がんへの不安や恐れをなくすこと」が私のクリニックの使命であると感じています。

医師としての信念は「頼まれたら、断らない」

がんの「エッセンシャル統合医療」が生まれた理由は、もう1つあります。

「頼まれたら断らない」

そんな姿勢を私が貫いてきたことです。

たとえば、よくこう訊かれることがあります。

「先生、▲▲▲をお願いすることはできますか?」

私は、どんなことでも迅速に判断し、お返事することをモットーにしています。

もし、「可能である」と判断すれば「できます」と素早くお返事します。

万一、「難しい」と感じた場合。一刻も早く代替案を探して提案したり、もしくは「その分野の専門家」を探して紹介したりします。そして紹介先に任せきりにはせず、フォローアップに努めます。

つまり、頼まれた以上は、自分のベストを尽くさずにはおれないのです。そのための自己研鑽は、惜しんだことがありません。

「がんで悩む人をゼロにしたい」

そんな思いに駆られ、奔走しているうちに、私自身の能力は自動的にアップし続けていきました。その結果、必然的に生まれたのが、がんの「エッセンシャル統合医療」だと言えるでしょう。

このように「断らないこと」をモットーにしていると、常に多くの連絡をいただくようになります。

もしかすると「ウォン先生は何でも聞いてくれる」という噂が広がっているのかもしれません（笑）。

また患者さんではない、一般の方からも、常に多くのメールやお電話などをいただきます。医師の仲間や研究者、専門家などからの問い合わせも舞い込みますから、私のメールボックスは、ふと目を離した隙に、どんどん増え続けていきます。ですから、メールをためないように、とにかくスピードも意識してお返事を返しています。

つまり、私の思考回路には「やらない」という選択肢は、存在しないのです。

必ず「やる」という道を選びます。

しかも「対応する際の速度を上げること」も、自分に課し続けてきました。

「明日やるべきことも、今日できるならやってしまう」

そんなフライング気味の発想です。

このような発想は、「できることは、どんどん前倒しで進めてよい」「できる人は、いくらでも次のステップにチャレンジしてよい」という「飛び級の精神」に由来するような気がします。私が育った国、イギリスでは「飛び級」が社会的によしとされている風土があったからです。

「いったいどうして、そこまで頑張るのですか?」

そう尋ねてくださる方もいます。

理由は、シンプル。「いつも前進する」(Always on the Go)が、私の信念だからです。くわしく言うと「人のために、我が身を前進させる」という言い方が正しいかもしれませんね。

この「人のために」という〝奉仕の精神〟は、大好きだった父から教わった教えの中でも、最大のものだと感じています。

私が「奉仕活動」にも励む理由

医師としての私が、最も大事にしているのは、思いやりの気持ちと同時に「奉仕の心」を持つことです。

「奉仕の心を忘れず、社会全体に還元していきたい」

そんな願いから、私は国際ロータリークラブに所属し、仲間たちと活発に交流をし、社会活動をしています。

「日本への理解をより深めたい」という思いとともに、「奉仕活動をライフワークにしたい」という思いがあるからです。

今、力を入れているのはポリオの撲滅プロジェクトです。ポリオは半世紀ほど前に大流行し、近年ではほとんどなくなっていたのですが、最近、再びポリオの感染者が急激に増えています。ですから、オークションやチャリティーコンサートなどをして寄付金を集め、子どもたちの予防接種の資金などに充てたいと考え、行動し続けています。

実は私は今までの30年間で、約70ヵ国をまわり、女性の社会的地位の向上や飢餓貧困の救済、疾病予防などさまざまな人道的プロジェクトを600件以上行ってきました。

国際ロータリーを中心に、数多くの人道的プロジェクトや国際奉仕活動に励んできた結果、個人のロータリアンを称える最高の栄誉とされる「超我の奉仕賞」(Service Above Self Award)も受賞しました。

「多忙な医師であるはずのあなたがなぜ、奉仕活動をするのですか?」

初対面の方には、よくそう訊かれます。

答えは簡単です。私にとって「奉仕をすること」は、ごく普通のことだからです。もっと言えば、呼吸をするように当たり前のことだからです。

自分のことだけに力を使うのではなく、「なるべく多くの人々を助けること」が私の人生の目的であるからです。だから私は常にアンテナを立て、「どうすれば人を助けることができるか」「よりお役に立てるのか」について考え続けています。

地球のどこかで災害や事故やトラブルが起こったと聞いたとき。「私には何ができるのだろうか」「今、何が必要なのだろうか」と、すぐに反応するようにしています。

ですから、２０１１年3月11日の東日本大震災の時も、メンタルケアのために、30数回、東北に足を運びました。今現在は、国際ロータリーの仲間とともに日本の「見えない子供の心の貧困、貧困連鎖対策研究活動」などに力を入れています。

近年は、有志の仲間と一緒に児童養護施設の援助活動をお手伝いしています。物資の支援などもしますが、そこの子どもたちに接することもあります。

その時気づいたことは、体に不自然な傷を負った子どもたちが少なからず存在する、ということです。おそらく児童虐待を受けているのでしょう。

彼らへの心のケアはもちろん急務です。虐待の連鎖は、どこかで断ち切らねばなりません。でも、より大きな視点で考えたとき、「虐待をする側の大人たち」にもケアすべき問題があるのではないかと気づかされます。虐待の背景には、貧困の問題が横たわっているケースが非常に多いからです。今の日本の社会が本当に必要とするのは、「愛」ではないかと思えてなりません。

もちろんこれらの社会問題は、僕1人が懸命に活動をしたからといって、すぐ解決するようなレベルの話ではありません。

でも、僕がそのような社会奉仕活動に身を投じている、と一人でも多くの大人に知ってもらうことで、社会は少しずつでもよい方向にシフトしていくはずなのです。

ですから、決して諦めず、急ぐことなく、根気強く活動を続けていきたいと考えています。

（日本でもこうした児童虐待や貧困はニュースになることも増えてきましたので、関心がある方もいらっしゃると思います。興味のある方はお気軽に、いつでもご質問ください）

患者さんの体をよい方向へ導いていくことが職業人としての私の使命ですが、地球全体をよい方向に引っ張っていくよう声を上げ続けること、奉仕をし続けることも、人間としての大きな役割の1つだと感じています。

もちろん、本業の診察や治療も普段通り、熱意をもって続けています。

こうした奉仕活動に没頭する時間は、寝食などにあてる私的な時間を極限まで削り、捻出しています。

実際、私は睡眠時間が他の人よりも極端に少ない人間だと思います。しかし健康に留意し、十分にケアしているため、日中に眠くなるようなことはありません。

また仲間との助け合いも大事にしています。

たとえば、医療従事者とのつながりも、大事にしている絆の1つです。私の場合、5ヵ国語言語が話せるため、どこの国に行っても、仲間がすぐにできます。

フィリピンで講演したときのことです。

ある医師と仲良くなり、連絡先を交換しました。

その後帰国すると、フィリピンの彼から「また何かわからないことがあったら質問させてね」という連絡をもらったのです。

そのように、同業者からも頼りにしてもらえることは、とても嬉しく、また誇らしいことです。だから、人から頼りにされたとき、「その思いに応えない」という選択肢は私にはありません。

「Let's do it!」（わかった！ 引き受けた！）というのが、僕の口癖です。

だから「（頼まれたことを）引き受けない」という選択肢については、「Why Not?」（いったい、なぜ？）という思いしか湧いてきません。

自分ができることには、100％身をささげるべき。

そのような思いで、常に前に進んでいます。「Always on the Go」の精神です。

とはいえ、世の中にはいろんな人がいます。

また世の中には、ごく一部ですが「お金にならないことはしない」という主義の方もいます。そのような考え方が、私には不思議でなりません。

世の中の人が全員、そんな利己的な考え方をし始めたら、社会全体がうまく回らなくなってしまいます。そんな悲しいことはありません。

ですから私は見返りを求めず、いつも行動をしています。

「世の中が少しでもよくなるために、できることがあれば、力を惜しまず尽力する」

これが私の目指す理想の生き方です。

お一人お一人とのご縁を大切に

患者さんとの出会いも、私は人一倍大事に捉えています。

診察室でいつも感じていること、それは「うちのクリニックに来てくださってありがとう」「私を頼ってくださってありがとう」という感謝の気持ちです。

私は医師としてのキャリアは長いですから、患者さんのお気持ちは、よくわかっているつもりでいます。

「知らないクリニックに足を運ぶのは、不安だ」

「自分の今の体は、いったい大丈夫なのだろうか。どんな診断をされるのだろうか？」

「診察室の雰囲気には、いつも緊張させられる」

患者さんがこのように感じるのは、ごく当たり前のことだと思っています。

なぜなら、私もたまに体調を崩して、病院のお世話になることもあるからです。

その時、「患者」という立場を経験することで、改めて「自分の患者さん」の気持ちに思いを馳せることにしています。

「どんなときも、優しい気持ちで、笑顔で接しなければ」と、医師になった時の初心を改めて思い出すのです。

このように、謙虚な気持ちで、日々フレッシュな感性を保ちながら、クリニックを運営しています。

「初めてのクリニックを訪れるのは、緊張する」

「初対面の医師と話すのは、気が重い」

このような患者さんの気持ちを想像することで、医師として成長できるような気がしています。

私が、当院に足を運んでくれた方にまず伝えたいこと。

それは、来てくださって「ありがとう」という気持ちです。

その感謝の気持ちを直接お伝えするためにも、初回のカウンセリングを非常に大切にしています。

すべての診療で、最初に行うのは丁寧なカウンセリングです。適切な治療をするためにも患者さんと向き合うことは必要不可欠です。こちらではおひとりにつき1時間ほどの時間をかけじっくりと行っていきます。

大切にしていることは「患者さんのお話をよくお聞きすること」、そして「説明をしっかりと行うこと」の2つ。

「説明」とは良いことだけを言うのではありません。治療の限界についてもしっかりとご説明し、患者さんに治療のメリットからデメリットまでご理解いただきます。また、治療が始まってからも同様です。あくまでも優先するのは患者さん一人一人の利益なのです。

また、それにプラスして行っているのが、専門家の立場から見たさまざまなアドバイスです。

現在は、インターネットの発達により一般の方でも医療知識を手に入れることが可能です。しかし、その中には残念ながら「誤った情報」や「患者さんには適さない情報」もあります。そうした情報を専門家の立場から正していくことも、医師としての私の大きな役割の1つと思っています。

治療以外に関する悩みや相談にも親身になって耳を傾け、一人でも多くの患者さんに喜んでいただけるよう心がけています。

英・中・日・独・仏の5ヵ国語を操り、もちろん日本語も堪能。そのため、患者さんから知人の方やご友人の方をご紹介いただくことが非常に多いのが、私のクリニックのもう1つの特徴です。

私のクリニックは六本木駅6番出口より徒歩1分の場所にあります。月曜日から土曜日の10時から19時まで。お電話でのご予約も可能ですので、まずはお気軽に足を運んでください。

当クリニックを受診される患者さんの半分は、がんでお悩みの方です。あらゆる部位、あらゆるステージの方に対応することができます。

日本では、がんの患者さんは年々増加しています。

現在「日本人の2人に1人はがんになる」と言われています。

しかし、昔と異なり、がんは早期発見・治療することで完治が可能な病気です。

私のクリニックではリキッドバイオプシー検査（たとえば特殊CTC検査）などの方法を用いて、90％近い確率でがんの早期発見を行っています。

がんには遺伝由来のものと、生活習慣病由来のものがあります。近親者にがんの罹患者がいなくても、日々の生活習慣でがんになる可能性も十分にあるのです。がんについてわからないことや不安がある場合にはお気軽にご相談ください。また、セカンドオピニオンもお受けしています。

私の診療方針は、次の4つです。

「聞きます、診断します、治療します、解決します」

私は、これまで培ってきた知識や技術、経験を駆使して、患者さんのお役に立ちたいと思っています。それが医師としての最大の幸せだと信じているからです。

全身全霊で治療を行い、その結果患者さんが快方に向かい、喜んでくださる。これ以上の幸せがあるでしょうか？

愛に満ちて心豊かに生きる

一人の人間としての私、アンドリュー・ウォンについても少し触れておきます。

私は決して特別な人間ではありません。心穏やかに、心豊かに生きたいと願い、多くの趣味を楽しんでいます。

オペラが好きで、私自身も歌を歌いますし、生け花は日本の錦花池坊の先生について、毎週クリニックに飾る花を生けています。

日本料理やイタリア料理などおいしいものを食べることも好きです。

ウォーキング、ランニング、日本の武術にも取り組んでいます。

趣味に没頭する過程で感じたことや、得た学びを、仕事にもフィードバックさせることで、ご提供できるサービスの質もアップできているような気がします。

ですから趣味の世界で心を遊ばせている時間も、常に「今していること」、そして「次にすること」を考えています。「Always on the Go」、いつも進んでいるというわけです。

止まることなく、思い悩むこともなく、いつも進み、最善の行動を積み重ね続けています。そして幸せな気持ちで自分自身を満たしています。

ですから、いつでも人のお役に立つよう、喜んで行動をすることができます。

いつでも頼ってくださいね。

私のスローガンは、**「で愛」「ふれ愛」「たすけ愛」**です。

また本書の最後に、エドワード・エヴァレット（Edward Everett／1797～1865）というアメリカ・マサチューセッツ州の政治家が遺した名言を、紹介させていただきます。有名な言葉ですので、ご存じの方も多いかもしれません。

彼は、ハーバード大学学長、駐イギリス特命全権公使、マサチューセッツ州知事、アメリカ合衆国国務長官等を務めた一流の政治家であり、学者であり、また著名な作家です。この言葉は、私の信念そのものです。

あなたの心に、しっかりと届きますように。

I'm only one,
but still I'm one.
I can't do everything,
but still I can do something,
And because I can't do everything,
I'll not refuse to do the something that I can do.
(Edward Everett)

(日本語訳)
私たちは小さな存在でしかありませんが、
それでも私たちは存在しています。
私たちは何もかもをすることはできませんが、
何かをすることはできます。
だから、
何もかもをすることができないからといって、
できることまでも拒否することはしません。
(エドワード・エヴァレット)

おわりに　すべてのことには、ベストな「時」がある

すべてのことには「時宜にかなった時」（タイミング）というものがあります。
私が今回、この本をまとめたことも、最良のタイミングでした。
もちろん、あなたが私のこの本を手にとってくださったのも、何かのご縁です。
本に興味をもってくださった時点で、私との出会いの「始まり」です。

本書で初公開したがんの「エッセンシャル統合医療」は、今までの私の活動の集大成です。この集学的な療法を可能にしてくれたのは、リキッドバイオプシーのおかげです。
「もう治療の手段がない」とお困りのがん難民の皆様に、がんの「エッセンシャル統合医療」、胸を張っておすすめしたいと思います。この「がんのエッセンシャル統合医療」は、地球上の多くの方にとっての、大きな福音、明るいニュースなのです。

私は医師です。ですから、あなたがお困りのことがあれば、なんでも言ってください。私は、あなたの声に全力で耳を傾けます。頼まれたことを断ったり、訊かれたことを軽く流したりするようなことは決してありません。

だから、生きている限り、決して諦めないでくださいね。

最後になりましたが、紙面を借りて御礼を申し上げます。

国立岐阜大学整形外科学科教授、国立岐阜大学大学病院長、日本整形外科学会会長などを歴任された赤星義彦先生。㈱ユーアイナ新素材研究所取締役研究所長・薄井貢先生。千葉大学特任教授・内田武先生。東邦大学医学部助教・大野章先生。順天堂大学麻酔科学名誉教授・釘宮豊城先生。放射線科専門医・佐藤俊彦先生。（以上、五十音順）

そして私に出会い、導いてくださった多くの皆様、ありがとうございました。

一人でも多くの方が、がんにとらわれず、健やかな人生を歩まれますよう心から願っています。

2020年3月吉日　　アンドリュー・ウォン

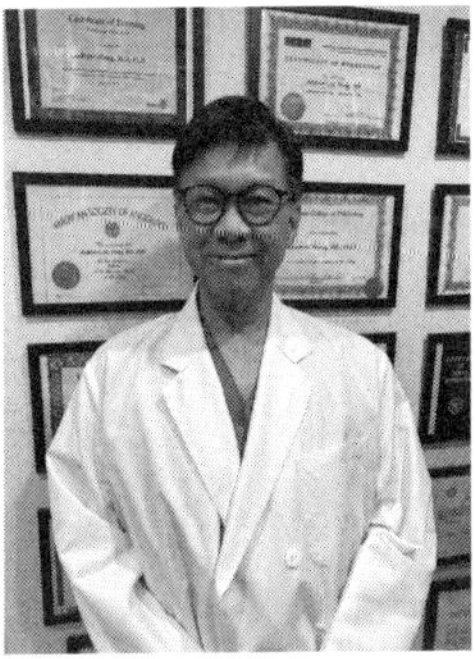

アンドリュー・ウォン　ANDREW WONG

医学博士
『医療法人社団悠健ドクターアンディーズクリニック』院長

英国国籍。国際ロータリー米山記念奨学生として来日。国立岐阜大学医学部卒業後、日本文部科学省外国人研究奨学生として同大学大学院整形外科学修了。がん治療と免疫研究で医学博士号を取得。1989年、東京・六本木に『ドクターアンディーズクリニック』を開院。2018年、『医療法人社団悠健 ドクターアンディーズクリニッ ク』を設立（六本木駅6番出口より徒歩1分)。常に患者ひとりひとりと真剣に向き合い、再生医療、がんの早期発見・予防・治療など、苦痛のない、よりよい治療の提供をしている。近年では“がんが住みにくい体づくり”を目指す「エッセンシャル統合医療」と、医学界から注目され研究が進められている「リキッドバイオプシー（特殊CTC検査)」「がんの微小環境(niche)」の第一人者として、世界中の医師たちから耳目を集めている。日本美容外科学会認定専門医、日本再生医療学会認定医試験合格（2019年)。また、70ケ国にわたる人道的な奉仕活動にて国際ロータリーの最高栄誉賞「超我の奉仕賞」受賞。国際貢献活動家として、東久邇宮記念賞も受賞した。

イギリス人医師がたどりついた

がんが逃げ出す
エッセンシャル統合医療

著者　アンドリュー・ウォン
2020年　4月10日　初版発行

装丁・写植　株式会社 明昌堂
校　正　玄冬書林
編集協力　山守麻衣
編　集　岩尾雅彦（ワニブックス）

発行者　横内正昭
編集人　青柳有紀
発行所　株式会社ワニブックス
〒150-8482
東京都渋谷区恵比寿4-4-9えびす大黒ビル
電話　03-5449-2711（代表）
03-5449-2716（編集部）
ワニブックスHP　http://www.wani.co.jp/
WANI BOOKOUT　http://www.wanibookout.com/
ワニブックスNewsCrunch　https://wanibooks-newscrunch.com

印刷所　株式会社　光邦
製本所　ナショナル製本

定価はカバーに表示してあります。

ISBN 978-4-8470-9895-6